Ralph Kähne

Endlich im Griff: Bluthochdruck

Hypertonie erkennen, verstehen und

alternativ erfolgreich behandeln

Impressum

Bibliografische Information der Deutschen Nationalbibliothek:

Die Deutsche Nationalbibliothek verzeichnet diese Publikation in der Deutschen Nationalbibliografie; detaillierte bibliografische Daten sind im Internet über http://dnb.dnb.de abrufbar.

© 2017 Ralph Kähne, http://www.abvierzig.de

Herstellung und Verlag: BoD – Books on Demand, Norderstedt

ISBN: 978-3-7448-3530-5

Inhalt

Vorwort

Bluthochdruck gilt mittlerweile in Deutschland als Volkskrankheit. Nahezu die Hälfte aller Deutschen über vierzig Jahren leidet unter Bluthochdruck – oder auch nicht. Denn das Gefährliche an dieser Krankheit ist, dass Bluthochdruck anfangs meist keine Beschwerden verursacht und lange unentdeckt bleibt. Entsprechend groß ist die Dunkelziffer an Betroffenen.

Die Folgen eines unbehandelten Bluthochdrucks sind fatal. Die schwerwiegendsten wie Herzinfarkt oder Schlaganfall sind vielen Menschen bekannt, andere wie Nierenversagen oder Arteriosklerose hingegen kaum.

Weitgehend unbekannt ist auch, dass sich Betroffene nicht nur auf Medikamente zur Senkung des Bluthochdrucks verlassen müssen. Man selbst kann viel tun, um den Blutdruck in den Griff zu bekommen. Mehr noch. Während Medikamente oft nur Symptome bekämpfen, können Verhaltensänderungen und ein gesunder Lebensstil auch die Ursachen von Bluthochdruck beseitigen und sogar heilen.

Denn letztlich ist Bluthochdruck zwar eine lebensbedrohliche Krankheit. Er ist aber auch ein guter Indikator, wie es um Ihre gesundheitliche Situation bestellt ist. Denn die Ursachen für Bluthochdruck können vielfältig sein. Meistens kommen verschiedene Faktoren zusammen. In den seltensten Fällen kann aber der behandelnde Hausarzt alle möglichen Ursachen nennen.

Aber auch bei der Diagnose „essentielle oder primäre Hypertonie" gibt es durchaus Ursachen, die die Krankheit auslösen. Es fehlt meist nur an der Zeit für eine ganzheitliche Untersuchung und Therapie.

Hier sind Sie selbst gefordert. Sie selbst wissen am besten, wie viel Sie sich bewegen, wie Sie sich ernähren und welchem Druck Sie auf der Arbeit oder und in der Freizeit ausgesetzt sind. All diese Faktoren können Sie und Ihren Körper unter Druck setzen und Bluthochdruck verursachen.

Geben Sie sich nicht damit zufrieden, einfach nur die Symptome (medikamentös) zu bekämpfen. Das wäre nichts Anderes als wenn Sie im Brandfall beim Brandschutzmelder die Batterie ausbauen, weil Sie der Lärm stört. Dadurch ist der Brand nicht gelöscht. Beseitigen Sie besser die Ursachen! Löschen Sie das Feuer!

In diesem Buch möchte ich Ihnen helfen, Bluthochdruck richtig zu erkennen und zu verstehen. Dabei will ich aber nicht nur auf auslösende Ursachen und potenzielle Gefahren hinweisen. Ich möchte vor allem Wege aufzeigen, was Sie selbst aktiv tun können, um Bluthochdruck alternativ erfolgreich zu behandeln und sogar zu heilen.

Ich wünsche Ihnen viel Spaß beim Lesen, viel Erfolg und gute Gesundheit!

Ralph Kähne

Bluthochdruck erkennen

Aktuellen Statistiken zufolge sind in Deutschland etwa 35 Millionen Menschen an Bluthochdruck erkrankt. Tendenz steigend. Die Diagnose Hypertonie, so der medizinische Begriff für Bluthochdruck, stellt in der Regel der Hausarzt. In den meisten Fällen wird die Krankheit eher zufällig entdeckt, bei einer Routineuntersuchung oder bei anderen Erkrankungen wie einem grippalen Infekt. Nur die wenigsten Menschen konsultieren den Arzt bei dem Anfangsverdacht Bluthochdruck.

Das mag zunächst einmal überraschen. Schließlich kann der Blutdruck leicht schnell zu Hause gemessen werden. Und geeignete Messgeräte gibt es bereits für unter 20 Euro.

Traurige Tatsache aber ist, dass nur die wenigsten Menschen in Deutschland ihren Blutdruck kennen oder regelmäßig messen. Außerhalb der Sprechzimmer bilden Blutdruckmessungen nach wie vor eher die Ausnahme.

Bei näherer Betrachtung ist dieses Verhalten jedoch kaum verwunderlich, vielleicht sogar nachvollziehbar. Bluthochdruck tut nicht weh. Im Gegenteil. Betroffene fühlen sich meist pudelwohl. Hypertoniker merken – wenn überhaupt – oft nur unter körperlicher Anstrengung, dass etwas nicht stimmen könnte.

Typische Symptome für Bluthochdruck gibt es nur wenige. Darüber hinaus stellen sich durch Bluthochdruck bedingte Beschwerden in der Regel erst spät ein.

Schwindel, Übelkeit, Kopfschmerzen oder auch Nasenbluten oder ein sonderbares Kribbeln könnten schließlich auch andere Ursachen haben. Gleiches gilt bei Atemnot oder verstärktem Schwitzen. Tatsächlich sind diese Symptome eher unspezifisch. Genau das ist aber riskant und macht die Krankheit Bluthochdruck so gefährlich.

Nach der ärztlichen Diagnose Hypertonie müssen Betroffene ihren Blutdruck senken. Denn Bluthochdruck bedeutet auch immer große Risiken für das ganze Herz-Kreislaufsystem. Insbesondere mit Bluthochdruck einhergehende schwere Erkrankungen wie Herzinfarkt oder Schlaganfall sind potenziell lebensbedrohlich. Aber auch nicht unmittelbar lebensbedrohliche Krankheiten wie Arteriosklerose sowie Schädigungen des Herzmuskels und Erkrankungen der Nieren und Augen zählen zu den möglichen Folgen von Bluthochdruck.

Bei diesen enormen Risiken für die Gesundheit mag es überraschen, dass viele Betroffene ihre Krankheit Hypertonie auf die leichte Schulter nehmen. Nicht wenige Patienten nehmen Medikamente nicht regelmäßig ein oder setzen sie sogar ohne Rücksprache mit dem Arzt wieder ab. Das mag daran liegen, dass die Krankheit als leicht behandelbar eingeschätzt wird. Weitere Gründe könnten aber auch sein, dass viele Betroffene weder die Risiken von Bluthochdruck erkennen, noch ihre aktuellen Blutdruckwerte kennen.

Bluthochdruck – Deutschland leidet still

Für alles gibt es Statistiken. Sie sollen aufzeigen, dokumentieren und informieren, manchmal auch aufschrecken oder wachrütteln.

Auch und gerade für Krankheiten und Leiden gibt es Statistiken. Dabei werden Leiden, die statistisch Top-Plätze belegen, gern auch als Volkskrankheiten bezeichnet. Bluthochdruck – oder medizinisch ausgedrückt Hypertonie – steht ganz oben auf dieser Liste.

Ich könnte Ihnen jetzt Statistiken aufzählen, die genau belegen, wie dramatisch die Situation hinsichtlich Bluthochdruck ist. Dass jedes Jahr zehntausende Menschen allein in Deutschland an den Folgen eines zu hohen Blutdrucks sterben. Oder dass mittlerweile bereits jeder zweite Deutsche ab 40 schätzungsweise erhöhten Blutdruck hat. Ich könnte auch vermuten – und vieles spricht dafür – dass die Dunkelziffer noch höher liegt.

Doch was würden diese Informationen und Statistiken nützen? Wussten Sie dieses nicht ohnehin schon längst? Haben Sie in den Medien oder im Internet nicht schon mal darüber gelesen? Ja, vielleicht hat sogar Ihr Hausarzt schon warnend den Zeigefinger gehoben.

Das Problem liegt also nicht etwa darin begründet, dass wir unwissend sind. Wir alle wissen oder sollten zumindest wissen, dass unbehandelter Bluthochdruck oder nicht richtig eingestellter eine tickende Zeitbombe ist!

Bluthochdruck – ein „Silent Killer"

Hand aufs Herz, wer ahnt, dass er Bluthochdruck haben könnte, bevor ihn der Arzt mit dieser Diagnose konfrontiert? Ehrlich? Wohl kaum jemand.

Genau darin liegt das Problem. Bluthochdruck verursacht anfangs keine Schmerzen. Als sogenannter „stiller Mörder" (engl: „silent killer") machen sich die Folgen eines jahrelangen unentdeckten und nicht behandelten Bluthochdrucks erst dann bemerkbar, wenn es (fast) schon zu spät ist.

Meist fühlt man sich mit zu hohem Blutdruck nämlich pudelwohl, zumindest in normalen Situationen. Schätzungsweise ein Drittel aller Deutschen wissen schlichtweg nicht, dass sie einen zu hohen Blutdruck haben. So leben sie damit und leiden still.

Viele davon sind Männer. Bluthochdruck gilt auch heute immer noch als unmännlich. Unabhängig vom Geschlecht haben viele Menschen verlernt, in den eigenen Körper hineinzuhören. Diese Taubheit für die Stimme des eigenen Körpers ist oft auch hauptverantwortlich dafür, dass wir Krankheiten „aussitzen" wollen. Oftmals wollen wir Probleme so lange nicht wahrnehmen, bis wir sie nicht mehr ignorieren können. Doch dann sind die Risiken für ernste Krankheiten schon extrem hoch. Oft ist das Kind dann schon in den Brunnen gefallen. Spätestens nach einem Herzinfarkt oder Schlaganfall denkt man darüber nach, wie man Bluthochdruck hätte vermeiden können.

Hypertonie – was ist das eigentlich?

Sehen, hören, riechen, schmecken, fühlen … Leider hat der Mensch keinen Sinn für Blutdruck. Den „Silent Killer" Bluthochdruck spürt man anfangs kaum. Eben das macht ihn so gefährlich.

Dennoch lässt sich heutzutage schnell und einfach der Blutdruck messen – auch von Laien bequem zu Hause. Einfache Blutdruckmessgeräte gibt es bereits für weniger als 20 Euro.

Dennoch kennen nur die wenigsten Menschen in Deutschland ihren Blutdruck – zumindest von denen, die noch nicht eine entsprechende Diagnose von ihrem Arzt erhalten haben. Und selbst diese Kategorie misst nicht regelmäßig, misst falsch oder kennt die (aktuellen) Normwerte nicht. Männer sind in dieser Hinsicht übrigens noch unwissender als Frauen. Bei Ehepaaren kommt es sogar vor, dass die Frau als „Verantwortliche für Gesundheit, Essen und Medikamente" den Blutdruck ihres Mannes besser kennt als der Mann selbst. Bluthochdruck ist für den Mann oftmals einfach „kein Thema". Das mag auch daran liegen, dass sich viele Männer für fitter und sportlicher halten als sie es vielleicht sind.

Die Werte für Bluthochdruck haben sich in den letzten Jahrzehnten immer mal wieder verändert. Das führte zu reichlich Verwirrung bei den Patienten und wohl auch bei einigen Ärzten.

So trifft man gerade bei Älteren immer wieder auf die Haltung, dass im Alter der Blutdruck höher sein darf. Aber das ist falsch. Es gibt keinen gesunden Bluthochdruck.

Doch warum ist ein normaler Blutdruck eigentlich so wichtig und Hypertonie so gefährlich?

Ganz allgemein versteht man unter Blutdruck jene Kraft, die das fließende Blut auf die Wände der Arterien ausübt. Spricht man von Blutdruck ist also meistens der arterielle gemeint. Der Druck des arteriellen Gefäßsystems fällt also zu hoch aus.

Wer von seinem Arzt die Diagnose arterielle Hypertonie erhält, hat verständlicherweise viele Fragen. Doch wer auf mehr hofft, wird oft enttäuscht. Denn bei etwa 95 Prozent aller Patienten mit der Diagnose Bluthochdruck handelt es sich um eine sogenannte primäre oder essentielle Hypertonie. Klingt nach mehr, bedeutet aber eher wenig. Konkret heißt dies, dass die Ursachen für den zu hohen Blutdruck nicht genau bestimmt werden können. Anders als bei der sekundären Hypertonie, die durch Erkrankungen der Nieren, des Herzens oder Hormonstörungen verursacht werden können.

Wir werden später noch genauer darauf eingehen, dass es sehr wohl Ursachen für eine primäre Hypertonie geben kann. Zunächst einmal bedeutet es nur, dass eben kein krankes Organ für den Bluthochdruck ausgemacht werden kann.

Es bedeutet aber keinesfalls, dass der Patient sich hilflos in sein Schicksal ergeben und bis an sein Lebensende blutdrucksenkende Medikamente einnehmen muss.

Allerdings bedeutet es auch nicht, dass Bluthochdruck unbehandelt akzeptiert werden darf. Eine Einstellung „Hat-doch-schließlich-jeder" ist fatal. Denn unstrittig ist heute, dass mit Bluthochdruck schwerwiegende Probleme für die Gesundheit, insbesondere Herz-Kreislauferkrankungen wie Herzinfarkte, Schlaganfälle und Arteriosklerose einhergehen. Diese verursachen deutschlandweit die meisten Todesfälle. Hierzulande stirbt jeder zweite Mensch an den Folgen einer Herz-Kreislauf-Erkrankung.

Um diesen vorzubeugen ist entscheidend, dass Hypertonie früh genug erkannt wird, um so irreparable Schäden zu vermeiden. Denn, ist der Druck im Inneren der Gefäße zu hoch, ergeben sich nicht nur Schäden am Herzen, sondern auch an den Nieren, dem Gehirn, aber auch den Augen. Treten hier Symptome auf, kann es bereits zu spät sein.

Bei einem plötzlichen extremen Blutdruckanstieg quasi aus dem Nichts sollte erwogen werden, den Notarzt zu rufen. Besonders gefährlich ist es immer dann, wenn der Blutdruckanstieg begleitet wird von Schmerzen im Brustbereich, Sehstörungen, Nasenbluten, Benommenheit, kaltem Schweiß oder Atemnot. Hierbei kann es sich um Vorboten für einen Herzinfarkt, Schlaganfall oder andere lebensbedrohliche Erkrankungen handeln.

Herzinfarkt in Folge von Bluthochdruck

Bluthochdruck tötet nicht direkt, sondern vielmehr oft ohne Anzeichen, quasi lautlos. Das Tückische an dem „Silent Killer" Bluthochdruck ist, dass er meist unbemerkt das Herz-Kreislaufsystem, ja den gesamten Organismus schädigt. Eine der schwerwiegendsten Folgen einer unbehandelten Hypertonie ist der Herzinfarkt.

Trotz allem medizinischen Fortschritt ist ein Herzinfarkt lebensgefährlich. Allein in Deutschland erleiden jährlich rund 300.000 Menschen einen Infarkt. Zwar ist wegen der besseren medizinischen Versorgung die Sterblichkeitsrate bei Herzinfarkten inzwischen rückläufig. Dennoch gehört er in Deutschland immer noch zu den häufigsten Todesursachen. Damit steht Deutschland sowohl bei der Anzahl der Bluthochdruck-Patienten als auch bei der Anzahl der Herzinfarkte weit oben. Von 100.000 Menschen erleiden hierzulande rund 300 einen Herzinfarkt.

Das ist auch, aber nicht nur, eine Folge unseres Lebenswandels. So liegen die Werte in anderen Industrieländern zum Teil deutlich unter denen von Deutschland. In Japan beispielsweise liegt der Wert unterhalb von 100. Aber auch in den Mittelmeerländern, Frankreich oder der Schweiz kommen auf 100.000 Einwohner „nur" etwa 200 Herzinfarkte.

Wohl jeder Erwachsene in Deutschland kennt jemanden persönlich oder hat von jemandem gehört, der schon einmal einen Herzinfarkt erlitten hat, womöglich sogar an den Folgen gestorben ist.

Jeder kennt den Begriff. Doch nur die wenigsten wissen, wie sich ein Herzinfarkt ankündigt, was dabei passiert oder wie er vermieden werden kann. Auch in dieser Hinsicht verdrängen wir Deutschen scheinbar lieber so lange das Problem, bis wir uns damit auseinandersetzen müssen.

Das ist eine sehr fatalistische und gleichermaßen lebensgefährliche Einstellung. Das mag auch an den unzweifelhaft vorhandenen medizinischen Fortschritten liegen. Doch meist neigen wir auch dazu, ärztlichem Knowhow und Medikamenten mehr zuzutrauen, als sie zu leisten vermögen.

Fakt ist, dass es bei einem Herzinfarkt aufgrund von Durchblutungsstörungen zu einem Absterben von Herzmuskelzellen kommt. Diese Zellen sind unwiederbringlich verloren und können folglich ihre Funktion nicht mehr erfüllen. Ist der Bereich der abgestorbenen Zellen zu groß oder wird die Ursache nicht schnellstens behoben, kann das Herz seine Funktion nicht mehr erfüllen. Der Mensch stirbt.

Doch selbst wenn rechtzeitig medizinische Hilfe kommt, sind die Folgen eines (überlebten) Herzinfarktes immens. Die Durchblutung und damit die Sauerstoffversorgung des Herzmuskels ist beeinträchtigt. Die Leistungsfähigkeit ebenso. Die Gefahr für weitere lebensbedrohliche Herzinfarkte und andere Herzkrankheiten steigt.

Die Durchblutungsstörung des Herzens wird dabei meist ausgelöst durch eine koronare Herzkrankheit. Aber auch andere Herzkrankheiten und Veränderungen in den Herzkranzgefäßen können die Ursache für einen Infarkt sein.

So kann eine sogenannte Herzenge, medizinisch Angina Pectoris, ebenfalls eine Vorstufe eines Herzinfarktes sein und diesen verursachen. Tatsächlich aber wird eine solche Herzenge meist verharmlost und als nicht so schlimm oder nicht zu behandelnde Alterserscheinung abgetan. Klingt ja auch nicht gerade bedrohlich.

Darüber hinaus gibt es den typischen Herzinfarkt nicht. Ein Myokardinfarkt, so die medizinisch korrekte Bezeichnung, kann an verschiedenen Stellen des Herzmuskels auftreten. Hinterwandinfarkte gehen auf Verschlüsse der rechten Herzkranzgefäße, der sogenannten Koronararterien zurück, während bei Vorderwandinfarkten entsprechend die linken Koronararterien betroffen sind ist.

Doch wer schon mal ein schematisiertes Bild eines Herzens gesehen hat, weiß, wie verzweigt das Geflecht aus Herzkranzgefäßen ist, was eine genaue Eingrenzung schwierig macht.

Typische Symptome eines Herzinfarktes

Während man seinen Blutdruck zuhause leicht selbst messen kann, lässt sich ein Herzinfarkt nicht mit Messgeräten der Hausapotheke diagnostizieren. Das bedeutet aber nicht, dass ein Infarkt ohne Symptome einhergeht.

Diese können beim Mann sogar noch eindeutiger und heftiger ausfallen als bei der Frau. Hierzu gehören vor allem starke Schmerzen in der Brust. Im oberen Brustbereich, genau hinter dem Brustbein, verspüren Betroffene sehr oft einen starken Druck. Begleitet von einem Gefühl der Enge glaubt man, eine große Last auf seinem Brustkorb zu haben. Zudem können stechende Schmerzen auftreten, die in Arme, Hals, Schulter, Bauch und Rücken ausstrahlen können. Hinzu kommt oft Todesangst, Atemnot, Übelkeit und kalter Schweiß.

Wenn Sie diese Symptome bei sich bemerken, heißt es sofort den Notruf 112 zu wählen! Äußern Sie bereits am Telefon die Vermutung, dass es sich um einen Herzinfarkt handeln könnte.

Jetzt geht es um jede Sekunde! Je schneller medizinische Hilfe eintrifft, desto größer die Überlebenschance und desto geringer die Folgeschäden.

Selbst, wenn nicht alle oben genannten Symptome auftreten, sollte nicht gezögert werden, den Notarzt zu rufen. Lieber ein Fehlalarm als ein Infarkt, der nicht rechtzeitig behandelt wird.

Notärzte werden schon im Rettungswagen lebenswichtige Maßnahmen einleiten. Eine erste Diagnose kann hier bereits indirekt durch die mit einem Herzinfarkt einhergehenden Komplikationen erfolgen. Ein unregelmäßiger oder beschleunigter Puls sind solche Anzeichen wie auch etwaige Herzgeräusche.

Der so diagnostizierte Anfangsverdacht wird mit Hilfe eines Elektrokardiogramms (EKG) bestätigt. Zudem können über weitere Laboruntersuchungen Enzyme und Eiweiße nachgewiesen werden, die auf einen Herzinfarkt schließen lassen.

Je weniger Zeit zwischen den ersten Symptomen und der Behandlung vergeht, desto besser. Erfolgt die Behandlung rechtzeitig kann ggf. der Verschluss der Koronararterien durch einen Herzkatheter oder eine Thrombolyse rückgängig gemacht werden.

Je nach Schwere des Infarkts und vergangener Zeit zwischen ersten Symptomen und Behandlung ist auch danach mit zum Teil schweren Beeinträchtigungen zu rechnen. Wie bei jeder Krankheit gilt auch bei lebensbedrohlichen Krankheiten wie einem Herzinfarkt: Vorsorge ist besser als Heilen!

Ein Herzinfarkt kommt selten völlig überraschend. Ein Vorbote kann langjähriger (unbehandelter) Bluthochdruck sein.

Schlaganfall in Folge von Bluthochdruck

Ein zu hoher Blutdruck kann langfristig nicht nur das Herz-Kreislaufsystem schädigen. Neben der Gefahr eines Herzinfarktes kann Hypertonie ein weiteres lebensbedrohliches Risiko bergen. Auch ein Schlaganfall kann die Folge von zu hohem Blutdruck sein.

Während bei einem Herzinfarkt die Blutversorgung der Herzkranzgefäße betroffen ist, ist ein Schlaganfall auf eine Störung der Blutversorgung im Gehirn zurückzuführen. Das kann entweder durch eine verminderte Durchblutung des Gehirns oder durch eine Hirnblutung ausgelöst werden. Im ersten Fall spricht man deswegen auch von Hirninfarkt oder ischämischem Schlaganfall.

Mit etwa 200.000 Fällen kommt ein Schlaganfall in Deutschland fast so häufig vor wie ein Herzinfarkt. Betroffen sind vorwiegend Menschen im hohen Alter ab 75 Jahren. Doch selbst wenn gut die Hälfte aller Betroffenen alt sind, heißt das nicht, dass jüngere Menschen keinen Schlaganfall erleiden können. Im Gegenteil. So wie zunehmend Herzinfarkte auch bei jungen Menschen auftreten, zeichnet sich auch ein vergleichbares Bild beim Schlaganfall ab.

Das ist wenig verwunderlich, denn auch für den Schlaganfall gilt: Eine der Hauptursachen für diesen lebensbedrohlichen Zustand ist oft ein jahrelanger unentdeckter bzw. unbehandelter Bluthochdruck.

Typische Symptome eines Schlaganfalls

Im Gegensatz zum Herzinfarkt sind die Symptome bei einem Schlaganfall oft nicht so eindeutig zu erkennen. Leider – und das ist das Tückische – erst recht nicht vom Betroffenen selber. So bleiben viele Schlaganfälle unerkannt, vor allem leichtere, die sogenannten Mini-Schlaganfälle.

Das wäre nicht so extrem tragisch, wenn durch einen Mini-Schlaganfall nicht auch die Lebenserwartung deutlich gesenkt würde. Zwar zeigen sich hier oft ähnliche Symptome wie bei einem echten Schlaganfall, doch verschwinden diese nach einigen Stunden fast wieder vollständig. Nur, um danach wieder deutlich stärker zurückzukehren und dann zu bleiben. Mini-Schlaganfälle sind meist die Vorboten von echten Schlaganfällen. Zwischen beiden liegen oft wenige Tage oder sogar nur Stunden.

Schlaganfälle gehen häufig mit Sehstörungen einher. Darüber hinaus können Schwindelgefühle und Gleichgewichtsstörungen, aber auch Erbrechen oder Taubheitsgefühle oder gar Lähmungserscheinungen auftreten. Betroffene wirken abwesend oder verwirrt und können sich sehr häufig nur undeutlich artikulieren oder „nuscheln". Neben Sprachfindungsstörungen treten manchmal auch starke Kopfschmerzen auf.

Das Tückische dabei ist, dass Betroffene selbst oft nicht realisieren, dass sie einen Schlaganfall erlitten haben könnten. Für eine außenstehende Person sind die Symptome viel eindeutiger. Sie kann überdies durch einen einfachen Test schnell herausfinden, ob ihr Gegenüber einen Schlaganfall erlitten haben könnte.

Da bei einem Schlaganfall meist sowohl die Gesichtszüge als auch motorische und sprachliche Fähigkeiten eingeschränkt sind, zielt der Test genau darauf ab. Ist der Betroffene nicht mehr oder nur eingeschränkt in der Lage zu lächeln, die Arme zu heben oder einfache Sätze zu bilden, gilt höchste Alarmstufe. Selbst wenn nur eine dieser leichten Aufgaben misslingt, sollte umgehend gehandelt werden.

Rufen Sie sofort den Notarzt! Wie auch beim Herzinfarkt zählt jetzt jede Sekunde!

Bereits im Rettungswagen können Sofortmaßnahmen eingeleitet werden, um die Durchblutungsstörung im Gehirn zu beseitigen. Im Krankenhaus wird dann der Verdacht mit Hilfe einer Computertomographie, Magnetresonanztomographie und weiteren diagnostischen Verfahren abgeklärt.

Ein Schlaganfall wird hauptsächlich durch Arteriosklerose bzw. Arterienverkalkung verursacht. Diese führt zu einer eingeschränkten Durchblutung des Gehirns. Arteriosklerose ist ein Prozess, der sich meistens über viele Jahre erstreckt. Er wird beschleunigt und letztlich auch verursacht durch zu viel Cholesterin, das sich verbindet mit Blutzellen, Salzen und anderen Blutbestandteilen und wie ein Pfropf Blutgefäße teilweise oder ganz verschließen kann.

Zu hoher Blutdruck kann Teile davon lösen und mitreißen. Diese kleinen Blutgerinnsel können dann feine Kapillargefäße im Gehirn verstopfen und so einen Hirninfarkt auslösen.

Wie auch beim Herzinfarkt kommt ein Schlaganfall selten völlig überraschend. Ein Vorbote kann ebenfalls langjähriger (unbehandelter) Bluthochdruck sein.

Weitere Erkrankungen durch Hypertonie

Doch Herzinfarkt und Schlaganfall sind längst nicht die einzig möglichen Folgen einer unbehandelten Hypertonie. Neben allgemeiner Herz- und damit einhergehender Leistungsschwäche treten häufig auch Arterienverkalkung oder Nierenschäden auf.

Das Hauptproblem ist wie gesagt, dass man von diesen Risiken kaum etwas merkt. Und selbst wenn, scheut man oft den Weg zum Arzt oder schiebt diesen immer wieder auf. Verdrängung ist aber selten und im Fall von schwerwiegenden Krankheiten nie ein probates Mittel. Selbst bei einem Anfangsverdacht auf Bluthochdruck sollte daher unbedingt der Arzt aufgesucht werden.

Die Praxis sieht aber leider anders aus. Gründe für temporär Blutdruck erhöhende Situationen sind schnell gefunden. Der (vorübergehende) Stress auf der Arbeit oder im Privaten. Das üppige Essen in den letzten Wochen, das eine oder andere Gläschen zu viel. Die knappe Freizeit und das schlechte Wetter, das einen von Outdoor-Aktivitäten abhält. Und überhaupt wolle man ja ohnehin bald wieder mehr für die eigene Gesundheit und Fitness tun, Stress vermeiden und vor allem abnehmen … Bei so vielen guten Vorsätzen hat sich das Thema Bluthochdruck dann bald schon von selbst erledigt.

Das könnte sogar stimmen. Aber, wenn überhaupt, nur zum Teil. Tatsache ist, dass alle oben genannten guten Vorsätze mehr oder weniger großen Einfluss auf den Blutdruck haben.

Wie man den Blutdruck richtig misst

Eine Blutdruckmessung geht schnell und erfordert keine medizinischen Kenntnisse. Dennoch messen viel zu wenig Menschen regelmäßig ihren Blutdruck. Beharrlich hält sich zudem das Vorurteil, dass nur Senioren oder Risikopatienten an Bluthochdruck erkranken können und nur diese Gruppe daher regelmäßig messen sollte.

Das ist aber ebenso falsch wie fatal. Gerade weil es sich um eine gleichermaßen einfache wie risikolose Untersuchung handelt, sollten Menschen aller Altersschichten ihren Blutdruck regelmäßig messen und kennen.

Das gilt auch für Kinder. Leider haben sich in den letzten Jahren auch bei Kindern die Fälle von Bluthochdruck gesteigert. Allerdings ist eine korrekte Blutdruckmessung besonders für kleinere Kinder nur mit Unterstützung durch Erwachsene zu empfehlen. Unsachgemäße Bedienung kann nicht nur zu Beschädigungen des Gerätes, sondern auch zu Messfehlern oder gar zu Verletzungen führen.

Bei der Blutdruckmessung wird der Druck in den Haupt-Arterien der Arme gemessen. Da dieser aber nicht immer in gleicher Stärke anliegt, sondern je nach Zustand des Herzmuskels schwankt, wird ein oberer und ein unterer Wert angegeben. Der systolische Wert wird dann gemessen, wenn sich das Herz gerade zusammenzieht und das Blut in die Gefäße gedrückt wird. Der diastolische Wert wird in der anschließenden Ruhephase ermittelt. Er ist nicht weniger wichtig, da er auf permanenten Druck des Systems und auf die Elastizität der Gefäße schließen lässt.

Die Durchführung der Blutdruckmessung erfolgt dabei meist nach einer Methode, die bereits im Jahre 1896 erstmals von dem italienischen Arzt Riva-Rocci angewendet wurde. Angezeigt wurden die Werte anhand einer Quecksilbersäule (chemisch: Hg), weshalb noch heute mmHg, also Millimeter Quecksilbersäule als Maßeinheit gilt.

Zur Blutdruckmessung wird eine aufblasbare Manschette an den Oberarm angelegt, bei einfacheren Geräten auch am Handgelenk. Bei beiden Messgeräten sollte darauf geachtet werden, dass sich das Gerät auf Höhe des Herzens befindet. Anschließend wird die Manschette aufgepumpt, bis der Blutstrom unterbrochen wird. Dieses erzeugt bei einigen Menschen ein unangenehmes Gefühl, das allerdings schnell wieder vergeht, denn das Ganze dauert in der Regel nur wenige Sekunden.

Die Messung selbst erfolgt meist elektronisch. Viele Ärzte aber verlassen sich auch heute noch auf eine mechanische Messung über das Ablesen das Drucks auf dem Manometer der Blutdruckmanschette und Abhören der Herzschläge mittels eines Stethoskops.

Die Messung erfolgt im Ruhezustand. Es sollten also nicht kurz zuvor noch große körperliche Anstrengungen unternommen werden. Des Weiteren können natürlich auch koffeinhaltige Genussmittel wie Kaffee, Tee, Cola oder auch Energy Drinks oder psychische Aspekte wie Stress und starke Emotionen großen Einfluss auf den

Blutdruck haben. Darüber hinaus kann es auch sein, dass der Blutdruck nicht in beiden Armen gleich ist. In diesem Fall sollte der Arm mit dem höheren Druck für eine Messung verwendet werden.

Auch eine zu volle Blase, Husten, Lachen oder Sprechen kann einen Einfluss auf die Blutdruckmessung haben. Darüber hinaus sollte die Manschette passen. Zu dicke Handgelenke oder zu starke Oberarme zum Beispiel bei Bodybuildern können zudem ggf. zu hohe Blutdruckwerte anzeigen, da die Manschette nicht ausreichend aufgepumpt werden kann.

Darüber hinaus kann es vorkommen, das selbst zwei kurz aufeinander folgende Messungen unter gleichen Bedingungen zu unterschiedlichen Messergebnissen führen können. Das liegt zum einen daran, dass Blutdruckmessgeräte selbst eine gewisse Toleranz aufweisen. Zum anderen ist der Blutdruck von vielen Faktoren abhängig, sodass scheinbar gleiche Bedingungen eben doch nie gleich sind.

Zu guter Letzt sollten Sie sich durch erhöhte Einzelwerte nicht verrückt machen lassen. Ein vermeintlich zu hoher Blutdruck kann am nächsten Tag wieder normal sein. Gleiches gilt auch für die andere Richtung. Messen Sie daher regelmäßig und dokumentieren Sie die Werte.

Blutdruckwerte verstehen

Bluthochdruck ist eine lebensbedrohliche und weit verbreitete Erkrankung. Krankenkassen und Mediziner sprechen gar von einer Volkskrankheit. Das ist umso überraschender, da praktisch jeder zuhause selbst einfach und preiswert seinen Blutdruck bestimmen und so ggf. Bluthochdruck vermeiden könnte. Mit einfachen Messgeräten fürs Handgelenk ist die Blutdruck-Messung nicht viel komplizierter als die Bestimmung des Körpergewichts mit einer Personenwaage.

Genau wie das Gewicht sind auch die Blutdruckwerte wichtige Indikatoren für unsere Gesundheit. Viele Mediziner und Wissenschaftler gehen sogar davon aus, dass die meisten Zivilisationskrankheiten durch regelmäßiges Messen vermieden werden könnten – vorausgesetzt man interpretiert die Werte richtig und steuert bei Bedarf dagegen. Selbstverständlich ist es mit dem Erheben von Messdaten allein noch nicht getan. Aber sie sind ein erster Schritt und eine wichtige Voraussetzung für die Gesundheit.

Fast jeder Mensch hat im Badezimmer eine Personenwaage. Die einen wiegen sich täglich, andere wiederum standen schon seit Jahren nicht mehr drauf. Um zu wissen, ob man zu viele Pfunde auf den Rippen hat, ist das auch gar nicht unbedingt notwendig. Ein Blick in den Spiegel reicht da schon. Wer sich unsicher ist, braucht es nur einmal nackt versuchen. Oder er kann sich in die Hose zwängen, die letztes Jahr noch gepasst hat. Manchmal helfen bei der Einschätzung auch Familie, Freunde oder Kollegen: Hast du zugenommen?

Eigentlich brauchen wir also gar keine Waage, um zu wissen, dass wir zu dick sind. Gleichwohl haben wir irgendwo meist eine herumstehen.

Anders verhält es sich mit Blutdruckmessgeräten. Längst nicht alle besitzen eines und noch weniger Menschen nutzen es regelmäßig. Dabei ist eine Blutdruckmessung noch viel wichtiger als der Gang auf die Waage. Der Blutdruck lässt sich nämlich nicht nackt vorm Badezimmerspiegel ablesen. Er verrät sich nicht durch zu enge Kleidung. Ja, selbst die lieben Freunde und Verwandten können einen zu hohen Blutdruck kaum vom Gesicht des Betroffenen ablesen.

Menschen mit zu hohem Blutdruck führen ein ganz normales Leben, ohne ihr tatsächliches Risiko für Herz-Kreislauf-Erkrankungen zu kennen. Zu einem normalen Leben sollten aber auch regelmäßige Messungen gehören. Eine Blutdruckmessung sollte bei der Häufigkeit dem Gang auf die Personenwaage nicht nachstehen. Im Gegenteil. Gerade beim leisesten Verdacht auf Hypertonie sollte der Blutdruck in regelmäßigen Abständen gemessen werden. Am besten täglich, bei Bedarf auch mehrmals. Natürlich sind die Messungen beim Arzt präziser. Doch für eine erste Standort-Bestimmung reichen auch einfache Geräte für den Hausgebrauch aus.

Wichtig ist aber in jedem Fall, dass man die ermittelten Blutdruckwerte richtig versteht. Zwar verfügen einige

Blutdruckmessgeräte über eine Ampeldarstellung, die zeigt, ob alles im grünen Bereich ist oder wann es kritisch wird. Die meisten Geräte aber geben lediglich zwei Werte an, die richtig interpretiert werden müssen.

Wenn ein im Gerät eingebautes Beurteilungs-System fehlt, hilft eine Blutdruck-Tabelle. Mit ihrer Hilfe können die Blutdruckwerte eingeordnet und beurteilt werden. So können auch medizinische Laien schnell selbst einschätzen, ob alles okay ist oder doch lieber ein Arzt aufgesucht werden sollte. Auch hier gilt: Im Zweifelsfall lieber zum Arzt!

Zwar wird der Blutdruck meist im Ruhepuls gemessen. Doch gibt dieser nicht immer zuverlässig Auskunft darüber, ob alles in Ordnung ist. Darüber hinaus ist ein einzelner Messwert allein kaum aussagekräftig genug. Für eine fundierte Beurteilung sollte der Blutdruck zudem mehrmals am Tag gemessen werden. So lassen sich Blutdruck-Schwankungen unter Stress oder bei Anstrengungen eher abschätzen.

Bei der Blutdruckmessung werden immer zwei Werte ermittelt. Viele Geräte zeigen zudem noch den Puls an. Der systolische und diastolische Wert müssen im Verhältnis zueinander gesetzt und interpretiert werden.

Die Maßeinheit für den Blutdruck lautet Torr bzw. Millimeter-Quecksilbersäule oder mmHg. In der Praxis nennt man aber einfach nur beide Werte hintereinander, den oberen (systolischen) zuerst. Mit 120 zu 70 können die meisten Menschen etwas anfangen.

Selbst Ärzte bestehen mittlerweile nicht mehr darauf, Patienten mit Details oder Medizinersprache zu verwirren.

Hier finden Sie eine einfache Blutdrucktabelle und die Eingruppierung gemäß Einschätzungen der WHO.

Blutdrucktabelle	systolisch	diastolisch
niedrig	< 105	< 65
optimal	< 120	< 80
normal	< 130	< 85
hoch-normal	130-139	85-89
Hypertonie 1. Grad	140-159	90-99
Hypertonie 2. Grad	160-179	100-109
Hypertonie 3. Grad	> 179	> 109

Ein Blutdruck von 120 zu 70 ist optimal

Man sollte fast meinen, dass in Deutschland, wo es für alles eine Norm gibt, auch der Blutdruck klar geregelt ist. Das ist nur zum Teil richtig. Tatsache ist, dass die Definition von Blutdruckwerten sogar international einheitlich ist. So werden die aktuellen Normwerte für Blutdruck von der Weltgesundheitsorganisation WHO in Zusammenarbeit mit anderen Organisationen wie der International Society of Hypertension herausgegeben – und regelmäßig aktualisiert.

Dennoch lässt sich nicht erreichen, dass alle immer über den aktuellen Kenntnisstand verfügen. So hält sich beispielsweise in den Köpfen immer noch eine ebenso alte wie gefährliche Faustformel für „normalen" Blutdruck: 100 plus Alter für den systolischen (oberen) Wert.

Orientiert man sich an den aktuellen WHO-Richtwerten, so beginnt Bluthochdruck ab 140 mmHg im systolischen und 90 mmHg im diastolischen Bereich.

Ein Blutdruck ab 140 zu 90 – so formuliert man es vereinfacht – ist also schon zu hoch. Ich verstehe ehrlich gesagt nicht, warum man immer wieder diesen (bereits zu hohen) Wert kommuniziert. Wäre es nicht viel „gesünder", wenn man stattdessen häufiger den anzustrebenden Wert von 120 zu 70 nennen würde?

Doch ich will mich nicht in Kleinigkeiten ergehen. Viel besorgniserregender finde ich, dass es immer noch viele

Menschen gibt, die einen oberen (systolischen) Wert von 160 oder gar 180 noch als normal ansehen.

Das ist im Ruhezustand definitiv zu hoch. Gleichwohl darf nach heutigem Wissen der Normalwert von 120 zu 70 durchaus auch mal leicht überschritten werden, ohne dass die Person gleich therapiert werden müsste.

Werte oberhalb von 140 zu 90 gelten aber in jedem Fall als Bluthochdruck. Den Grenzbereich um diesen gerade noch tolerierbaren Wert nennt man hoch-normale Hypertonie.

Auch von dieser Begrifflichkeit halte ich nicht viel. Zwar kann ein Glas halb voll und zugleich auch halb leer sein. Doch meiner Erfahrung nach neigen die meisten Menschen mit einem Blutdruck in diesem Grenzbereich dazu, die Sache zu verharmlosen. Nicht selten wird dann sogar schon mal das „hoch" weggelassen und schon wird ein Blutdruck von 140 zu 90 normal. Erst recht, wenn gerade Ältere sich noch an die früher übliche Normwert-Regel von „Alter plus hundert" erinnern. Dazu bietet die schwammige Formulierung ja auch alle Gelegenheit.

Ich finde es bedenklich, dass man einen im Prinzip schon langfristig kritischen Zustand auf eine gerade noch normale Ebene herunterzieht.

Wie auch immer, ein hoch-normaler gilt in jedem Fall als kritisch und sollte beobachtet werden. Diese Phase der reinen Beobachtung hat man in jedem Fall überschritten, wenn der Blutdruck im Ruhezustand noch höher steigt.

Selbstverständlich gibt es auch für diese Werte jenseits des hoch-normalen Blutdrucks weitere Unterteilungen. Wie schon beim Grenzbereich zwischen normal und hoch-normal wird es dadurch aber nicht besser. Oder würden bei Ihnen bei Begriffen wie Hypertonie ersten, zweiten oder dritten Grades die Sorgenfalten tiefer?

Tatsächlich aber nennt die WHO genau diese Bezeichnungen für alle Blutdruckwerte oberhalb des hoch-normalen Blutdrucks von 140 zu 90. Folglich gilt ein Blutdruck mit Werten bis 159 bzw. 99 als Hypertonie ersten Grades, bis 179 bzw. 109 als zweiten Grades und noch höhere Werte als Hypertonie dritten Grades.

In keinem Fall bedeutet das aber, dass Maßnahmen erst ab einer Hypertonie ergriffen werden müssen. Auch in früheren Stadien ab einem hoch-normalen Blutdruck sind Maßnahmen empfohlen und ab der Diagnose Hypertonie unbedingt erforderlich.

Einflussfaktoren für Blutdruck

Der Blutdruck ist von vielen Faktoren abhängig. Je nach Situation können die Werte stark schwanken. Der Blutdruck bei körperlicher Anstrengung liegt verständlicherweise über dem im Ruhezustand.

Selbstverständlich haben auch Blutdruck senkende Medikamente einen Einfluss auf den Blutdruck – sie wurden schließlich dafür entwickelt. Aber auch andere Medikamente, Nahrungs- und Genussmittel können den Blutdruck beeinflussen. Ganz zu schweigen von Alkohol oder Nikotin. Gleiches gilt ganz besonders auch für Stresssituationen. Sogar die Körperhaltung wirkt sich auf die Blutdruckwerte aus.

Ein relativ häufiges Phänomen ist auch das sogenannte „Weißkittelsyndrom". Hierunter versteht man Blutdruck erhöhenden psychischen Stress, der dann auftritt, wenn der Arzt im weißen Kittel vor dem Patienten steht und den Blutdruck messen will. Hier kann es passieren, dass Menschen mit normalem Blutdruck ebenfalls zu hohe Werte aufweisen.

Optimale Blutdruckwerte sind also immer ein wenig relativ, es kommt immer auch auf die Bedingungen an. Es ist ganz normal, dass der Herzmuskel bei körperlichen Anstrengungen deutlich mehr Arbeit verrichten muss, als unter optimalen Ruhebedingungen. Folglich ist ein Blutdruck jenseits von 120 zu 70 nicht immer gleich ein Grund zur Besorgnis. Das betrifft sowohl höhere als auch niedrigere Werte.

Zu niedrige Blutdruckwerte bilden allerdings eher die Ausnahme. Kurioserweise ist Hypotonie, also zu niedriger Blutdruck, auch nur in Deutschland eine eigenständige Krankheit – im Land der Hypertoniker.

Zu niedriger Blutdruck betrifft eher Mädchen und junge Frauen mit geringem Körpergewicht. Er äußert sich mit Schwindelgefühlen, bis hin zu Ohnmachtsanfällen bei einem zu starken Abfall des Blutdrucks. Diese kommen aber meist nur vor, wenn der Blutdruck unter 105 zu 60 liegt.

Allerdings können auch andere Gruppen von Menschen unter einem niedrigen Blutdruck leiden. Wie bereits erwähnt, kann ein Hypertoniker einen (hohen) Blutdruck als normal empfinden und einen (durch Medikamente) gesenkten Blutdruck als zu niedrig. Genau so kann ein leicht zu niedriger Blutdruck bei einem einstigen „hoch-normalen" Menschen Schwindelsymptome auslösen.

Ich werde später noch auf dieses Thema eingehen. Doch bereits an dieser Stelle möchte ich erwähnen, dass ich ebenfalls leichte Auswirkungen eines etwas zu niedrigen Blutdrucks zu spüren bekommen habe. So habe ich durch eine konsequente Ernährungsumstellung und viel Bewegung von mindestens 10.000 Schritten täglich meinen einstigen hoch-normalen Blutdruck vom 140 zu 90 auf Werte von etwa 110 zu 60 senken können. Bei einer Messung morgens im Bett noch vor dem Aufstehen können die Werte auch schon mal leicht darunterliegen.

Wie bei der Hypertonie gilt auch bei einem zu niedrigen Blutdruck die Regel: Im Zweifelsfall immer von einem Arzt abklären lassen!

Hinter einem zu niedrigen Blutdruck können sich schwere Erkrankungen der Schilddrüse oder eine Herzschwäche verbergen.

Ein zu hoher Blutdruck schadet Männern wie Frauen gleichermaßen. Der Blutdruck bei Mann und Frau kann aber durchaus unterschiedlich ausfallen. So belegen aktuelle Statistiken, dass bei Erwachsenen ab 18 Jahren rund 44 Prozent der Frauen, aber etwas mehr als die Hälfte aller Männer von Bluthochdruck betroffen sind. Das könnte zum einen an Geschlechter spezifischen Hormonen bei Mann und Frau liegen. Es könnte allerdings auch auf einen unsolideren Lebenswandel zurück zu führen sein.

So ist heute unstrittig, dass sowohl Alkohol, Rauchen, Übergewicht als auch Bewegungsmangel sehr deutlich Bluthochdruck begünstigen. Auf all diesen Gebieten leben Männer meist unsolider. Statistisch gesehen rauchen Männer nicht nur mehr als Frauen, sie trinken auch viel mehr Alkohol und sterben deutlich häufiger an den Folgen des Alkoholmissbrauchs.

Darüber hinaus liegen sie auch vorn beim Übergewicht und bewegen sich weniger als Frauen. Auch hier ist das Bauchfett vor allem beim Mann deutlich gefährlicher als bei übergewichtigen Frauen, die ihr Fett eher gesünder an Hüften, Gesäß und Oberschenkeln ansetzen.

Andere biologische Faktoren, die diese Unterschiede erklären, gibt es hingegen nur wenige. Ein Einfluss wird Hormonen zugesprochen. So kann eine Frau während der Schwangerschaft unter einem höheren Blutdruck leiden, der allerdings eher temporär ist und sich nach der Geburt des Kindes wieder normalisiert.

Hormonelle Schwankungen während der Pubertät könnten auch, zumindest teilweise, verantwortlich sein für Blutdruckschwankungen oder einen zu niedrigen Blutdruck – vor allem bei Mädchen. Auch geringe Blutverluste während der Menstruation können sich auf den Blutdruck auswirken. Sind die Frauen zudem sehr schlank oder jung, kann der Blutdruck auch schon mal zu niedrig sein.

Ansonsten ist Bluthochdruck eher Geschlechter unspezifisch und steigt mit zunehmendem Alter. Ab dem Rentenalter ist hinsichtlich Bluthochdruck kein großer Unterschied mehr zwischen Mann und Frau erkennbar. Umgekehrt lässt sich aber auch sagen, dass bei einem gesunden Mann und einer gesunden Frau unterschiedlicher Blutdruck kaum vorkommt. Zudem lassen sich alle externen Faktoren von Bluthochdruck durch einen gesunden Lebenswandel beseitigen.

Doch die Realität sieht leider ganz anders aus. Gemäß WHO-Definition ist der Blutdruck zu hoch, wenn dauerhaft Werte oberhalb von 140 zu 90 erreicht werden. Das trifft nach aktuellen Statistiken durchschnittlich auf fast die Hälfte aller Deutschen zu.

Wegen der zu vermutenden hohen Dunkelziffer an unentdeckten Fällen von Bluthochdruck sind diese Werte mehr als alarmierend.

Dabei ließe sich Bluthochdruck heute gut behandeln und durch gesunde Lebensweise vermeiden. So aber gehört Hypertonie neben Übergewicht, zu hohen Cholesterinwerten und Diabetes mellitus zu den vier großen Risikofaktoren für lebensbedrohliche Herz-Kreislauf-Erkrankungen.

Der Blutdruck unter sportlicher Belastung

Der Blutdruck steigt unter körperlicher Anstrengung, auch beim Sport. Das ist ganz normal. Durch körperliche Belastung müssen Herz und Kreislauf deutlich mehr Arbeit verrichten als im Ruhezustand.

Systolische Werte von 200 mmHg und mehr stellen in der Regel für einen Trainierten kein Problem dar. Doch auch beim Sport darf sich dieser selbstverständlich nur innerhalb gewisser Grenzen bewegen.

Zwar wird bei zu hohem Blutdruck sportliche Betätigung ausdrücklich empfohlen. Die positive Wirkung von Sport auf den Blutdruck ist klar belegt. Schon bei nur drei Mal in der Woche gesundem Ausdauertraining von einer guten halben Stunde, lassen sich systolische Werte um bis zu 20 mmHg und diastolische Werte um 10 mmHg senken. Zudem wird die allgemeine Leistungsfähigkeit deutlich verbessert.

Auf der anderen Seite wird durch Sport aber auch das Risiko einer Herz-Kreislauf-Erkrankung erhöht. Der Blutdruck beim Sport hängt darüber hinaus auch stark von der gewählten Sportart ab.

Grundsätzlich sind moderate Ausdauersportarten gesünder für das Herz-Kreislaufsystem als solche mit einem hohen Kraftanteil. Laufen, Wandern, Schwimmen, Radfahren oder auch Skilanglauf gelten als besonders geeignet, sofern extreme Anstrengungen wie hohe Steigungen oder harte Tempowechsel vermieden werden.

Für den Blutdruck und das Herz-Kreislaufsystem wird es umso kritischer, je ambitionierter trainiert wird. Wettkampfsportarten sind daher nur bedingt empfehlenswert. Gleiches gilt für Fußball, Tennis, Tischtennis und Alpin-Ski.

Richtig kritisch für Menschen mit hohem Blutdruck wird es bei Kraftsportdisziplinen wie Kampfsport oder Gewichtheben. Schwere Gewichte in Fitnessstudios sind daher nicht gerade erste Wahl, wenn es darum geht, den Blutdruck zu senken. Die sogenannte Pressatmung bei Kraftsportarten geht nämlich meist mit einer Druckerhöhung einher.

Hypertoniker, die einen Blutdruck oberhalb von 160 zu 100 haben, sollten Sport zunächst nach Möglichkeit erst einmal ganz vermeiden.

Menschen mit Bluthochdruck sollten sich zudem vor Aufnahme des Sports auf jeden Fall von einem Arzt untersuchen lassen. Vor allem, wenn man älter als 40 Jahre ist oder lange keinen Sport mehr getrieben hat.

Neben der geeigneten Sportart kommt es aber auch auf die individuelle Ausgangssituation und die richtige Trainingsintensität an. Viele Menschen trainieren schlichtweg zu überambitioniert – nicht nur Sport-Neulinge und Wiedereinsteiger. Ein Arzt kann hier auf Grundlage eines Belastungs-EKGs Empfehlungen abgeben.

Gefahr erkannt, aber nicht gebannt

Bluthochdruck lässt sich durch eine Vielzahl einfacher Maßnahmen effektiv senken. Wer nicht übergewichtig ist, regelmäßig (gesunden) Sport treibt und negativen Stress vermeidet, hat schon viel für einen normalen Blutdruck getan.

Doch die Realität sieht leider oftmals ganz anders aus. Der innere Schweinehund wird nicht müde, uns Gründe fürs Aufschieben aller guten Vorsätze ins Ohr zu flüstern: So dringend ist es ja nun auch wieder nicht, von Jetzt auf Gleich zu beginnen. Schließlicht geht es mir ja noch gut. Oder zumindest noch nicht richtig schlecht ...

Leider hat sich jedoch mit dem Gang zum Hausarzt noch nicht alles erledigt. Zwar wird ein Mediziner mit der Diagnose keine Probleme haben. Schließlich ist der Blutdruck selbst für medizinische Laien mit einem Messgerät für 20 Euro schnell zu bestimmen. Bei der Einstellung des Blutdrucks gibt es aber eine kaum zu überschauende Vielfalt an Medikamenten. Mittel und Dosierung müssen individuell an den Patienten und seine spezifische Situation angepasst werden. Doch auch das stellt einen erfahrenen Mediziner nicht vor große Herausforderungen. In der Regel gelingt die Therapie innerhalb weniger Wochen.

Die größte Herausforderung für Mediziner und Krankenkassen ist oft der Patient selbst. Wer viele Jahre lang Bluthochdruck hatte, litt in den seltensten Fällen. Insofern ist die Formulierung „an Bluthochdruck leiden" irreführend. Bluthochdruck ist für die meisten

Hypertoniker der Normalfall, der normale – ggf. durch Medikamente gesenkte – Blutdruck der künstlich herbeigeführte Zustand.

So klagen Hochdruckpatienten manchmal über dieses Gefühl der inneren Ruhe. Einige fühlen sich matt, andere wie in Watte gepackt. Dabei handelt es sich dann folglich auch nicht unbedingt immer um Nebenwirkungen des Medikaments. Es ist vielmehr so, dass der Bluthochdruck-Patient sich über Jahre an den für ihn normalen Zustand, sprich hohen Blutdruck, gewöhnt hat.

Mit oftmals fatalen Folgen. So werden Blutdruck-Medikamente nicht selten ohne Rücksprache mit dem Arzt einfach wieder abgesetzt, unregelmäßig oder in zu geringer Dosierung genommen. Dem Körper wird somit einfach nicht genügend Zeit gegeben, sich an den neuen normalen (deutlich niedrigeren) Blutdruck zu gewöhnen.

Natürlich sind Medikamente aber nicht die einzige Möglichkeit, einem zu hohen Blutdruck zu begegnen. Es gibt eine ganze Reihe von Maßnahmen und Verhaltensänderungen, mit denen man Bluthochdruck einfach aber nicht weniger effektiv behandeln und sogar heilen kann.

Blutdruck effektiv senken

Durch die Gabe der richtigen Medikamente lässt sich das relative Risiko von Herzinfarkten und Schlaganfällen deutlich verringern. Die aktuell mehr als 500 zugelassenen Medikamente gegen Bluthochdruck lassen sich je nach Wirkprinzip in verschiedene Kategorien einteilen. Je nach Erkrankung und Schwere bedient sich der behandelnde Arzt dabei aus dem Spektrum der ACE-Hemmer, AT1-Antagonisten, Betablocker, Diuretika oder Calciumantagonisten – manchmal auch in Kombination.

Die medikamentöse Behandlung von Bluthochdruck gehört definitiv in die Hände eines erfahrenen Arztes. Ohnehin sind die meisten der effektiven Medikamente gegen Bluthochdruck verschreibungspflichtig. Aus gutem Grund. Wie bei jedem Medikament können auch bei Blutdrucksenkern zahlreiche, zum Teil schwere Nebenwirkungen auftreten. Darüber hinaus können blutdrucksenkende Medikamente ebenfalls nicht als Allheilmittel angesehen werden. Die Wirksamkeit hängt nicht zuletzt auch entscheidend vom Lebensstil ab.

Ein guter Arzt mit einem offenen Ohr für den Patienten wird aber neben Blutdrucksenkern auch noch weitere Maßnahmen „verschreiben". Diese sollten nicht etwa als „Kann-Empfehlung", sondern vielmehr als Muss verstanden werden. Auch wenn es für den Patienten oftmals eine Einschränkung der Lebensqualität bedeutet, sind gerade Verhaltensmaßnahmen meist weitaus wirksamer als das effektivste Medikament gegen Bluthochdruck.

Dazu zählen Abnehmen und Übergewicht vermeiden, weniger Alkohol trinken, mehr gesunden Ausdauersport treiben und überhaupt deutlich mehr im Alltag bewegen. Gerade der zuletzt genannte Aspekt hat einen enormen Einfluss auf den Blutdruck.

Neben gesunder Bewegung und Sport liegt auch ein Schlüssel zu einem normalen Blutdruck in der richtigen Ernährung. Das beginnt bereits bei einem reduzierten Umgang mit Kochsalz oder der Verwendung von blutdrucksenkenden guten Fetten und Ölen, bei gleichzeitiger Vermeidung von gesättigten, tierischen Fettsäuren, die den Blutdruck in die Höhe treiben.

Last but not least leistet auch die Vermeidung von Stress einen sehr wertvollen Beitrag zu einem normalen Blutdruck.

Vor allem aber gibt es neben den vielen vielleicht sogar bereits schon bekannten Verhaltensmaßnahmen und Empfehlungen aber auch neue Erkenntnisse, die das Zeug dazu haben, der Volkskrankheit Bluthochdruck ein für alle Mal den Garaus zu machen.

Einige davon werden Sie auf den folgenden Seiten genauer kennenlernen. An dieser Stelle sei aber jetzt schon darauf hingewiesen, dass alle Tipps oder Empfehlungen in keinem Fall das Gespräch mit einem Arzt ersetzen können oder sollen.

Noch einmal: Bluthochdruck ist eine potenziell lebensbedrohliche Krankheit! Bei der Diagnose Hypertonie gilt es, sofort zu handeln!

Therapiebegleitende Maßnahmen – konsequent angewendet – können allerdings sehr wohl geeignet sein, die Dosis der Medikamente gegebenenfalls deutlich zu reduzieren oder idealerweise ganz auszusetzen.

Doch machen Sie sich bewusst: Hypertonie ist oft nur das Ergebnis eines ungesunden Lebenswandels. Hierzu tragen viele Faktoren bei, in erster Linie zu wenig Bewegung, falsche Ernährung und zu viel Stress. Um die Krankheit Bluthochdruck in den Griff zu bekommen, müssen daher verschiedene Hebel an mehreren Stellen angesetzt werden. Gesundes Abnehmen durch eine Ernährungsumstellung, Verhaltensveränderungen und Bewegung in den Alltag integrieren, geschieht zudem nicht von heute auf morgen.

Sie brauchen also in jedem Fall auch etwas Geduld. Zudem gilt, dass Blutdruck senkende Maßnahmen einzeln betrachtet vielleicht nur ein Tropfen auf den heißen Stein sind. Bei ein bis zwei mmHg für jede Einzelmaßnahme kann der Blutdruck insgesamt aber gut und gerne auf 20 bis 40 mmHg gesenkt werden. Das bedeutet, dass ein zu hoher systolischer Blutdruck von 150 oder 160 auf Normalwerte gesenkt werden kann.

Das Gute daran ist, dass die kleinen Erfolge auf dem Weg zu einem normalen Blutdruck bei den täglichen Blutdruckmessungen abgelesen und dokumentiert werden können. Das ist zusätzlich motivierend, um dran zu bleiben.

Blutdruck ist nämlich nicht nur ein sehr wertvoller Indikator für den Zustand unseres Herz-Kreislauf-

Systems. Er gibt auch Auskunft über die Gesundheit des Körpers.

Dabei ist eine ganzheitliche Herangehensweise immer richtiger, effektiver und gesünder. Die Bekämpfung der Ursachen ist stets besser als nur die Beseitigung eines Symptoms.

Insofern hat ein zu hoher Blutdruck auch etwas Gutes, wenn Sie so wollen. An ihm können Sie ablesen, dass etwas aus der Balance geraten ist. Tragen viele Verhaltensänderungen und die Summe aller Maßnahmen dazu bei, ihn wieder zu normalisieren, haben Sie vieles richtiggemacht.

Die medikamentöse Beseitigung nur des Risikofaktors Bluthochdruck allein könnte für ein gesünderes Leben allerdings nicht ausreichen. Ein nur durch Medikamente gesenkter Blutdruck könnte ganzheitliche Gesundheit vorgaukeln, die es vielleicht so gar nicht gibt.

Kann man Gesundheit kaufen?

Nach der Diagnose Hypertonie fragen nahezu alle Betroffenen, wie sie ihren Blutdruck senken können. Sind die Blutdruckwerte nur wenig erhöht, kann ein gesünderer Lebensstil eventuell schon ausreichen, die Werte wieder zu normalisieren. Ein wenig mehr Bewegung, auf eine gesündere Ernährung achten, ggf. überflüssige Pfunde verlieren, wirkt oft schon Wunder.

Sind die Werte jedoch deutlich zu hoch, wird der Arzt aber nicht nur zu einem gesünderen Lebensstil raten, sondern sehr wahrscheinlich auch Medikamente verschreiben. In den meisten Fällen wird dabei zunächst nur ein Präparat mit einem einzigen Wirkstoff verschieben. Erst wenn dieser allein nicht die gewünschte Wirkung erzielt, werden verschiedene Substanzen oder auch Wirkstoffklassen kombiniert.

Generell kann man sagen, dass Bluthochdruck heute in der Regel mit Medikamenten gut therapierbar ist. Vorausgesetzt, die Medikamente werden auch tatsächlich wie verschrieben eingenommen. Das ist aber eher die Ausnahme. So zeigen Statistiken, dass die große Mehrheit aller Patienten ihre Medikamente gegen Bluthochdruck gar nicht oder nicht regelmäßig einnimmt. Ich bin auf einige Gründe hierfür bereits eingegangen.

Ein weiterer liegt aber auch darin, dass immer mehr Menschen nicht bis an ihr Lebensende blutdrucksenkende Medikamente nehmen möchten.

Verständlich, denn oft bleibt es nicht bei der Einnahme eines einzigen Medikaments. In der Regel kommen mit zunehmendem Alter weitere Krankheiten, Gebrechen und Zipperlein hinzu, gegen die wiederum Medikamente verschrieben werden. Traurige Realität in Deutschland ist heute leider, dass viele ältere Menschen einen wahren Medikamenten-Cocktail aus verschiedenen Präparaten und Wirkstoffklassen täglich einnehmen – mit unkalkulierbaren Folgen, Risiken und Nebenwirkungen für die Gesundheit.

Aus dieser gefährlichen Spirale auszubrechen, ist daher ausdrücklich zu begrüßen. Allerdings darf das nicht mit der Holzhammer-Methode erfolgen. Eine Strategie, die darauf basiert, Medikamente wegzulassen und einfach nur ein wenig gesünder zu leben, ist höchst gefährlich.

Manche Prozesse brauchen ihre Zeit. So wie das Abnehmen nicht von heute auf morgen gelingt, gibt es auch keinen Notschalter „Bluthochdruck-Aus". Geben Sie sich und Ihrem Körper diese Zeit, um sich an veränderte Situationen anzupassen.

Den Blutdruck senken kann man auf verschiedene Weise. Einige Empfehlungen sind den meisten Menschen längst bekannt. So ist für viele sicherlich nicht neu, dass man durch einen gesünderen Lebenswandel sowie den Verzicht aufs Rauchen und Alkohol schon einen großen Beitrag zu mehr Gesundheit leisten kann. Menschen mit zu viel Speck auf den Rippen wissen oft auch, dass sie zu dick sind. Und sicherlich vermuten die meisten von diesen wiederum, dass sie abnehmen müssten, weil ein dicker Bauch und Übergewicht auf Dauer krankmachen.

Auch Sport zu treiben oder sich mehr zu bewegen, steht immer wieder gern auf der Liste mit guten Vorsätzen fürs neue Jahr.

Das Problem ist nicht so sehr, dass die meisten Menschen nicht wüssten, dass sie mehr für die eigene Gesundheit tun müssten. Viele wissen nur einfach nicht, was sie genau tun können und wie sie „ein gesünderes Leben" in die Praxis umsetzen.

Darüber hinaus gibt es effektive Maßnahmen zur Blutdrucksenkung, die Ärzte eher selten empfehlen. Zum einen, weil sie es selbst nicht wissen. Zum anderen auch, weil das Verschreiben von wirksamen Medikamenten oft der einfachere Weg ist. Aber nicht der bessere und auch nicht unbedingt der günstigere.

Aber auch hier liegt ein Problem unserer Zeit. Solange medizinische Leistungen und dringend benötigte Medikamente von den Krankenkassen gezahlt werden, ist der Drang nach Veränderungen und gesünderem Lebenswandel beim Patienten eher gering ausgeprägt. Wir leben in einer Genuss- und Konsumgesellschaft, in der alles nur eine Frage des Geldes ist – auch bei der Gesundheit.

Doch das ist falsch. Gesundheit kann man nicht in der Apotheke kaufen. Für seine Gesundheit ist jeder Mensch ganz persönlich selbst verantwortlich.

Gesunde Lebensmittel kann man allerdings sehr wohl kaufen. Darüber hinaus sind einige effektive Maßnahmen gegen Bluthochdruck sogar oft kostenlos.

Blutdruck senken ohne Medikamente

Die meisten Hypertoniker nehmen zur Senkung ihres zu hohen Blutdrucks Medikamente, die der Arzt verschrieben hat. Das ist der Normalfall. Bei einer durchschnittlichen Behandlungszeit von wenigen Minuten haben Allgemeinmediziner aber oft einfach nicht genügend Zeit, den Patienten eingehend zu beraten, was er zusätzlich machen könnte, um den Blutdruck zu senken. Wahrscheinlich beschränken sie sich darauf, ihren Patienten einen „gesünderen Lebensstil" mit auf den Weg zu geben.

Tatsächlich ist das ein guter Rat. Allerdings auch einer, der nicht viel aussagt, weil Details und Ziele fehlen. Wie genau lebe ich gesund? Wie kann ich abnehmen und mehr Bewegung in meinen Alltag integrieren? Kann ich durch bestimmte Lebensmittel ggf. meinen Blutdruck senken? Wie vermeide ich Stress?

In der Tat lässt sich zu hoher Blutdruck in den meisten Fällen auch ohne Medikamente deutlich senken. Bewegung und Ernährung haben einen maßgeblichen Einfluss auf unseren Blutdruck, wie auf unsere Gesundheit generell. Konsequent und richtig angewendet, lässt sich allein durch Bewegung und ausgewogene Ernährung der Blutdruck oftmals viel effektiver normalisieren als mit Medikamenten allein.

Dabei kommt es aber auf einen ganzheitlichen Ansatz an. Einzelmaßnahmen wie Essen Sie täglich einen Apfel, machen Sie morgens zehn Kniebeugen oder autogenes Training bringen allein oft nicht den gewünschten Erfolg.

Umgekehrt lässt sich mit einem ganzheitlichen Ansatz aber eben nicht nur das Problem Bluthochdruck in den Griff bekommen. Oft sind mit Bluthochdruck auch andere Krankheiten und Leiden verbunden, die Sie auf diese Weise ebenfalls alle erfolgreich selbst behandeln können.

Probieren Sie es selbst aus. Körper und Gesundheit werden es Ihnen danken!

Blutdruck senken durch mehr Bewegung

In regelmäßiger Bewegung und gesundem Sport liegt ein Schlüssel zu normalen Blutdruckwerten und mehr Gesundheit. Wahrscheinlich ist es sogar der wichtigste Aspekt von allen.

Ließe sich die Wirkung von Bewegung auf die Gesundheit des Menschen und ihre positiven Effekte auf den Blutdruck in eine Pille pressen, könnte nahezu jeder Preis dafür verlangt werden. Die Realität sieht leider ganz anders aus. Die allermeisten Menschen in Deutschland bewegen sich viel zu wenig, sitzen zu oft und essen zu viel, nicht ausgewogen oder Fast Food.

Zwar gehört das Ausruhen nach körperlicher Arbeit evolutionsbedingt zu unserem Leben. Das muss auch so sein, denn Regeneration ist für unsere Leistungsfähigkeit unerlässlich. So ist verständlich, dass unser Körper – manche nennen ihn auch den inneren Schweinehund – nicht müde wird, uns die Vorzüge des Nichtstuns einzureden. Doch Ruhe allein reicht für Gesundheit nicht aus. Nur im Wechsel von Erholung und Bewegung sehen Mediziner einen nachhaltigen Effekt für Wohlbefinden und Gesundheit.

Sport ist also das A und O für unsere Gesundheit. Und genau bei diesem Thema winken bereits viele Menschen ab. Gerade Sportmuffel oder Menschen, die lange keinen Sport mehr getrieben haben, erinnern sich mit Graus an den Schulsport. Immer stand nur der Leistungsgedanke im Vordergrund, selten der Spaß.

Dabei ist genau dieser Spaß an einer Sache ein Garant dafür, dass wir Dinge gern machen und dranbleiben.

Doch all diejenigen, die bei Sport an schweißtreibende Runden auf der 400-Meter-Bahn oder nicht enden wollende Läufe denken, können aufatmen. Sportliche Betätigung beginnt nicht erst beim Marathonlauf – im Gegenteil. Mediziner raten gerade Neueinsteigern vielmehr zu moderatem Ausdauersport.

Dazu gehören eine ganze Menge Sportarten: Joggen, Radfahren, Wandern, Schwimmen … Am besten ist, wenn man sich eine Sportart aussucht, die einem am meisten Spaß macht. Idealerweise eine, die man regelmäßig ausüben kann – am besten in freier Natur, selbst bei nicht so gutem Wetter.

Radfahren beispielsweise ist eine der gesündesten Sportarten für den Blutdruck und das Herz. Idealerweise steigt man jeden Tag für mindestens 20 Minuten auf den Drahtesel, mindestens aber dreimal die Woche. Wer also seinen Arbeitsplatz in 20 Minuten mit dem Fahrrad erreichen kann und will, hat schon gewonnen. Selbstverständlich muss man dabei auch tatsächlich in die Pedale treten, eine Unterstützung mit Elektrokraft zählt nicht. Wer aber auf zwei bis drei Stunden Radfahren die Woche über das ganze Jahr kommt, wird reich belohnt. Neue Studien der deutschen Herzstiftung belegen nämlich, dass dieses Pensum nicht nur vor Bluthochdruck schützen, sondern diesen auch effektiv senken kann, wenn die Werte bereits erhöht sind – fast so gut wie Medikamente.

10.000 Schritte täglich

Eine weitere gesunde Sportart, die dem Radfahren in nichts nachsteht, ist das Gehen. Zugegeben, es gibt Begriffe, die klingen mehr sexy als Wandern oder Spazieren gehen. Doch Tatsache ist, dass regelmäßiges Gehen die vielleicht gesündeste Sportart für nahezu jedermann darstellt. Die natürlichste Bewegungsform ist es ohnehin.

Ähnlich wie beim Radfahren gilt auch hier, dass man nicht hunderte von Kilometern die Woche absolvieren muss. Ein Spaziergang für etwa 30 Minuten vier- bis fünfmal pro Woche reicht anfangs für erste positive Effekte aus.

Das Ziel sind 10.000 Schritte täglich. Heute wissen wir, dass dieses Pensum ein gesundheitlich sinnvolles Maß für die täglich notwendige Ausdauerleistung darstellt. Zehntausend Schritte täglich helfen, Krankheiten wie Bluthochdruck, Altersdiabetes, Herzinfarkt, Osteoporose und Krebs sowie Übergewicht zu verhindern. Darüber hinaus hilft regelmäßige Bewegung auch dabei, andere Krankheiten zu heilen oder zu lindern, wie zum Beispiel Rückenschmerzen und Depressionen.

Das Ziel von 10.000 Schritten klingt für manchen zunächst einmal viel. In der Tat bedeutet es bei einer durchschnittlichen Schrittlänge von etwa 70 Zentimetern eine zurückgelegte Streckenlänge von sieben Kilometern. Ehrlicherweise glaubt kaum ein Bewegungsmuffel, es täglich auf sieben Kilometer Fußweg zu bringen.

Dennoch schätzen die meisten Menschen aber die Anzahl der täglich zurückgelegten Schritte wie auch generell ihre Fitness deutlich zu hoch ein.

Ein einfacher mechanischer Schrittzähler, elektronische Fitness-Armbänder oder eine der unzähligen Fitness-Apps auf dem Smartphone geben jedenfalls schnell Antwort auf die Frage nach der tatsächlichen Schrittleistung pro Tag.

Sehr wahrscheinlich werden die meisten Menschen feststellen, dass nicht einmal ansatzweise 10.000 Schritte täglich erreicht werden. Die meisten Menschen bringen es kaum auf 2.000 bis 3.000 Schritte jeden Tag. Das ist eindeutig zu wenig. Aber auch wenig verwunderlich. Andernfalls wäre Deutschland nicht ein Land der Hypertoniker.

Erschwerend kommt hinzu, dass wir die meiste Zeit sitzend verbringen. Im Auto, im Büro, auf der Couch, im Restaurant ... Dabei ist es gar nicht so aussichtslos, mehr Bewegung in den Alltag zu integrieren.

Zugegeben, wer bisher wenig zu Fuß gegangen ist, wird anfangs seine Schwierigkeiten mit der ungewohnten sportlichen Betätigung haben. Es ist aber auch nicht so, dass man die Empfehlung von 10.000 Schritten täglich quasi aus dem Stand erreichen muss.

Gerade Einsteiger und Menschen, die lange keinen Sport getrieben haben, sollten es langsam angehen lassen. Starten Sie, ohne sich und Ihren Körper zu überfordern.

Machen Sie auch mal eine Pause auf einer Parkbank. Genießen Sie die wärmenden Strahlen der Sonne, lassen Sie Ihre Gedanken fließen. Doch bedenken Sie dabei auch, dass kein gesundheitlicher Nutzen daraus resultiert, wenn man die meiste Zeit nur auf einer Parkbank verbringt.

Es müssen nicht gleich auf Anhieb zehntausend Schritte sein, schon gar nicht am Stück. Tausend Schritte sind besser als nur Sitzen, 5.000 Schritte besser als 2.000. Jeder Schritt zählt, egal wann und wo.

Machen Sie sich keine Gedanken über die Geschwindigkeit beim Gehen. Nicht die Geschwindigkeit zählt, sondern Bewegung ist das Ziel. Auch mit gemütlichen Spaziergängen kann man Körper und Geist viel Gutes tun.

Wichtig ist, dass Sie dranbleiben. Und Sie werden sehen, dass Sie schon bald immer weitere Strecken zurücklegen können und wollen.

Wenn man erst einmal auf zehntausend Schritte täglich kommt, stellt man schnell fest, dass die Pfunde purzeln, der Blutdruck sich normalisiert, dass man generell gesünder und fitter wird. Vielleicht sogar, dass Bewegung auch Spaß machen kann und man gern noch viel weitere Strecken zurücklegen will.

Mehr Bewegung ins Leben integrieren

Es gibt viele Möglichkeiten, mehr Bewegung in den Alltag zu integrieren. Viele Menschen wissen aber oft nicht, wie sie das schaffen können. Zeit wird scheinbar ein immer kostbareres Gut.

Neben Job, Familie und Hobbys bleibt nicht mehr viel Zeit übrig, um sich auch noch um die eigene Gesundheit zu kümmern. Das ist fatal. Denn, wer glaubt keine Zeit für Gesundheit zu haben, wird sich früher oder später Zeit nehmen müssen fürs Kranksein. Kein Arzt kann Gesundheit in Form von Medikamenten verschreiben, wir können sie uns nur selbst verordnen.

Wer den Entschluss fasst, sich mehr zu bewegen, hat schon den ersten wichtigen Schritt getan. Bewegung kann nämlich auch Spaß machen, besonders natürlich zusammen mit anderen, der Familie oder im Urlaub. Ein Spaziergang oder eine gemeinsame Wanderung durch die Natur kann eine ganz wunderbare Erfahrung sein. Sie kann helfen, die Welt mit anderen Augen zu sehen. Probleme, die unüberwindbar erscheinen, sind nach einem langen Spaziergang plötzlich nicht mehr so groß.

Dabei beginnt der Weg zu mehr Gesundheit und Zufriedenheit oft schon mit einem ersten Schritt vor die Haustür.

Ohnehin ist vieles am besten zu Fuß zu erreichen. Manches sogar ausschließlich. Anderes wiederum erlebt man zu Fuß viel intensiver als im Auto, ja sogar auf dem Fahrrad.

Viele Menschen vermuten allerdings, dass es einfacher ist, Bewegung in die freie Zeit zu integrieren als in den Arbeitsalltag. Doch das muss nicht der Fall sein. Es gibt viele Möglichkeiten, auch bei vorwiegend sitzender Bürotätigkeit körperlich aktiv zu sein.

Ist der Arbeitsplatz fußläufig zu erreichen, sollte mehr Bewegung unter der Woche kein Problem darstellen. Gehen Sie zu Fuß. Bei nur zwanzig Gehminuten Entfernung kommen Sie für Hin- und Rückweg schon auf die Hälfte der empfohlenen 10.000 Schritte. Fahren Sie mit öffentlichen Verkehrsmitteln, können Sie einfach einige Stationen vorher aussteigen oder beim Rückweg einige Stationen später einsteigen.

Ein probates Mittel für mehr Bewegung ist auch, die Mittagspause für einen Spaziergang zu nutzen. Das hat viele Vorteile gegenüber dem Essen in der Kantine. Sie tun viel Gutes für Ihre Gesundheit, den Blutdruck, das gesamte Herz-Kreislauf-System.

Darüber hinaus hilft jeder zusätzliche Schritt auch beim Abnehmen, was sich wiederum positiv auf den Blutdruck auswirkt. Nicht zuletzt tut ein Spaziergang während der Mittagspause auch der Psyche gut. Einfach mal abschalten, kann ganz wunderbar helfen, hohen Blutdruck verursachenden Stress abzubauen.

Ein Schrittzähler bietet in jedem Fall einen zusätzlichen Motivationskick. Jeder, der kurz vor seinem Tagesziel an Schritten ist, wird alles unternehmen, das gesetzte Ziel noch zu erreichen.

Darüber hinaus sollte man so oft wie möglich Treppen steigen. Treppensteigen ist der perfekte Sport, um sich im Alltag fit zu halten. Es trainiert nicht nur die Atmung, sondern auch die Muskulatur und das Herz-Kreislauf-System. Auch der Blutdruck und der gesamte Stoffwechsel verbessern sich. Etwa 400 Stufen entsprechen schon einer Viertelstunde Jogging. Und dabei bringt nicht nur das Überwinden der Schwerkraft etwas, also das Treppauf-steigen. Im Gegenteil. Auch das Absteigen hat einen großen Trainingseffekt. Es kommt immer auf ausgewogenes Muskeltraining von den beiden Gegenspielern Beuger und Strecker an.

Vermeiden Sie daher lieber Aufzug oder Rolltreppen und benutzen Sie stattdessen Treppen. Wenn Sie zu Ihrem Büro im zehnten Stock die Treppe nutzen, werden Sie vielleicht befremdlich oder mitleidsvoll von Ihren Kollegen angeschaut. Ihr Körper wird es Ihnen langfristig aber danken.

In der Freizeit gibt es ebenfalls viele Gelegenheiten für mehr Bewegung. Meine Frau und ich jedenfalls „erarbeiten" uns stets jeden Restaurantbesuch. Unser Stamm-Grieche ist fußläufig in 40 Gehminuten zu erreichen. So kommen wir allein schon durch Hin- und Rückweg auf 10.000 Schritte.

Noch einfacher lassen sich die Tagesziele natürlich erreichen bei einem Wanderurlaub. Es gibt wohl kaum einen für Körper und Psyche gleichermaßen gesünderen Urlaub als einen Wanderurlaub – am besten in den Bergen mit der ganzen Familie.

Wandern – eine richtig gesunde Sportart

Zugegeben, Wandern klingt etwas angestaubt. Noch langweiliger klingt eigentlich Spazieren gehen. Berücksichtigt man jedoch neueste medizinische Erkenntnisse, versteht man schnell, warum das Wandern seit einigen Jahren eine Renaissance erlebt. Aus sportmedizinischer Sicht wird übrigens jeder flotte oder ausdauernde Spaziergang über mehr als 10.000 Schritte zu einer Wanderung.

Zusammengefasst kann man sagen: Es gibt wohl kaum eine gesündere Sportart als das Wandern. Es sorgt nicht nur nachweislich für geistige und seelische Fitness, man tut auch dem Körper viel Gutes. Immer mehr Menschen entdecken daher das Wandern für sich. Es ist zwar kein Zaubertrank, aber ein prima Lebenselixier, das gut bekommt und schmeckt.

Wandern kann viele Beschwerden lindern. Es schützt das Herz, reguliert den Blutfettspiegel, senkt den Blutdruck, kräftigt die Lunge, stärkt die Knochen, regt den gesamten Stoffwechsel an und stärkt die Abwehrkraft. Regelmäßiges Gehen – zu jeder Jahreszeit – macht widerstandsfähiger gegen alle Erkältungskrankheiten. Darüber hinaus entkommt man Alltagsstress und Hektik wenigstens für einige Stunden. In scheinbar immer hektischeren und schnelllebigeren Zeiten ist dieser Faktor allein schon ein großer Gewinn für viele Menschen.

Genussvolles Wandern bietet sich überdies geradezu als ideale Sportart für nahezu jedermann an.

Kaum eine Sportart verbindet auf so angenehme Weise Gesundheit mit Naturerlebnis und Spaß. Kein Medikament hat zudem so wenig Nebenwirkungen und so viele positive Effekte auf den Körper.

So empfiehlt auch die Sportmedizin heute Wandern als geeignete Sportart zur Linderung und Vorbeugung des Metabolischen Syndroms. Hierunter versteht man eine Kombination verschiedener Risikofaktoren: Bluthochdruck, zu viel Bauchfett, erhöhte Blutzucker- und Blutfettwerte. Alle vier Faktoren zusammen bilden das „Tödliche Quartett". Sie werden auch als „lautlose Mörder" (engl. silent killer) bezeichnet, weil sie anfangs keine Schmerzen verursachen und oft erst spät erkannt werden. Gleichwohl bilden diese Risikofaktoren die häufigste Todesursache - besonders in Kombination.

Sollten Sie unter Übergewicht leiden, so ist Abspecken angesagt, denn auch so lässt sich ein zu hoher Blutdruck senken. Hierfür ist Wandern ebenfalls bestens geeignet. Des Weiteren gehen Wissenschaftler davon aus, dass Sport oder zumindest regelmäßige körperliche Aktivität eine Reduktion des Blutdrucks allein um bis zu neun mmHg bewirkt.

Wandern kann man zudem in jedem Alter. Es ist heute längst keine Freizeitbeschäftigung mehr nur für Senioren. Im Gegenteil! Heute dominieren die „Best Ager", also die 40- bis 59-Jährigen, die Wanderszene. Sie sind dem steigenden Berufsstress schon länger ausgesetzt und sehnen sich nach aktiver Erholung in der Natur.

Neben allen positiven Effekten von Sport auf die Gesundheit, scheint Wandern in der Natur einen — wenngleich wissenschaftlich vielleicht noch nicht nachweisbaren — anderen Effekt zu haben: Unser Verlangen nach gesunden, wertvollen oder ursprünglichen Lebensmitteln wird auf wundersame Weise (re)aktiviert. Ein knackiger Salat, eine leckere Birne frisch vom Baum oder auch nur ein Glas kühles Wasser. Bei der Rast unter freiem Himmel merkt man, dass man noch Geschmacksnerven hat.

Blutdrucksenkende Lebensmittel

Es gibt unzählige Studien darüber, welche positiven Einflüsse der Faktor Ernährung auf unsere Gesundheit hat. Was viele schon längst geahnt haben, wird immer mehr zur absoluten Gewissheit. Neben ausreichend Bewegung liegt ein Schlüssel zu mehr Gesundheit in einer ausgewogenen Ernährung.

Auch Bluthochdruck lässt sich durch Ernährung vermeiden oder sogar normalisieren. Wie bei allen Maßnahmen gilt aber auch hier: Es gibt weder ein Wundermittel, noch irgendein zunehmend inflationär verwendetes „Superfood", was allein die Folgen von zu wenig Bewegung und falscher Ernährung ausgleichen könnte. Mit anderen Worten keine Goji-Beeren oder grünen Smoothies, kein Chia-Topping oder grüner Tee allein können Bluthochdruck von heute auf morgen heilen.

Gleichwohl können verschiedene Lebensmittel in Kombination mit anderen Maßnahmen erheblich dazu beitragen, gesund zu bleiben bzw. zu werden. Eben diese Kombination aus verschiedenen Maßnahmen fassen wir unter „gesundem Lebensstil" zusammen.

Ein wenig Vorsicht muss allerdings an den Tag gelegt werden, wenn Sie bereits unter einem zu hohen Blutdruck leiden und dagegen Medikamente nehmen. Verschiedene Medikamente wie Betablocker, ACE-Hemmer oder andere verschreibungspflichtige Arzneimittel können durch bewährte Hausmittel in ihrer Wirkung beschränkt werden.

So hat man unlängst herausgefunden, dass beispielsweise Betablocker in Verbindung mit grünem Tee bis zu 90 Prozent ihrer Wirkung verlieren können.

Das soll kein Plädoyer sein, auf bewährte Hausmittel zu verzichten. Im Gegenteil. Sie sollten das nur im Hinterkopf behalten, wenn Sie zusätzlich Medikamente gegen Bluthochdruck einnehmen. Nicht nur in diesem Fall rate ich dringend dazu, mit dem Arzt des Vertrauens darüber zu sprechen.

Viele Hausmittel können effektiv den Blutdruck senken. Manche sind seit Jahrhunderten bekannt und ihre Wirksamkeit sogar wissenschaftlich belegt. Hinzu kommen fast täglich neue „Wunderwaffen", die das Blaue vom Himmel versprechen.

Viele bekannte Lebensmittel sind aber in ihrer Wirkung auf den Blutdruck alles andere als Zauberei. Richtige Ernährung kann Bluthochdruck um bis zu 14 mmHg senken, wenn Sie sich vor allem mit Obst, Gemüse oder Fisch sättigen. Bei Obst und Gemüse wird die Blutdruck senkende Wirkung vor allem durch sekundäre Pflanzenstoffe erreicht, die so genannten Flavonoide.

Beim Fisch sind die Omega-3-Fettsäuren hierfür verantwortlich. Fisch und andere Meeresfrüchte sind nämlich nicht nur gesund, sondern haben auch wenig ungesundes Fett und liefern wichtige Nährstoffe. Sie enthalten leicht verdauliche Proteine sowie wichtige Omega-3-Fettsäuren, die in Kombination mit Bewegung vor einem Herzinfarkt und dem Metabolischen Syndrom schützen können.

Wer also viel (frischen oder tiefgekühlten) Fisch isst und dabei zu viel Salz vermeidet, liegt ganz weit vorn. Wie wäre es zum Beispiel mit 250 Gramm Makrele zwei bis drei Mal in der Woche?

Selbst Schokolade kann eine blutdrucksenkende Wirkung haben. Aber nur dunkle Schokolade mit einem hohen Kakaoanteil, am besten von über 80 Prozent und auch nur in geringen Mengen. Hier ist vor allem das dort enthaltene Epicatechin für die Senkung des Blutdrucks verantwortlich.

Generell sollte man aber nicht nur Lebensmittel zu sich nehmen, die den Blutdruck senken können. Es gibt auch Lebensmittel bzw. bestimmte Stoffe in Lebensmitteln, die den Blutdruck erhöhen können. Diese sollten nach Möglichkeit vermieden oder zumindest deutlich reduziert werden.

Ein Beispiel ist Salz (Natriumchlorid, NaCl). Wer seinen Blutdruck senken möchte, sollte sich salzarm ernähren. Die Deutsche Gesellschaft für Ernährung empfiehlt Erwachsenen höchstens sechs Gramm Kochsalz täglich. Die Weltgesundheitsorganisation (WHO) rät sogar, nur fünf Gramm Salz täglich zu sich zu nehmen, Kindern zu noch deutlich weniger.

Ob nun fünf oder sechs Gramm, die täglich empfohlene maximale Salzmenge ist schnell erreicht. Ein Blick auf die Zutatenliste von Fertigprodukten sowie Wurst und Käse zeigt, wie schnell. Pökel- und Räucherwaren strotzen naturbedingt nur so von Salz. Aber auch in Wurst und Käse verstecken sich oft hohe Mengen an

Natriumchlorid. So liefert nur 100 Gramm Schinken beispielsweise schon in etwa die maximale Menge an Kochsalz.

Salzarm essen bedeutet jedoch nicht gleich fade. Am einfachsten und schmackhaftesten gelingt die Reduktion, indem man Kochsalz durch frische Kräuter ersetzt.

Allerdings soll an dieser Stelle auch nicht unerwähnt bleiben, dass ein geringfügig höherer Salzkonsum nur etwa bei jedem Fünften gesunden Menschen eine Blutdruckerhöhung bewirkt. Vor allem, wenn man viel kaliumreiches Obst oder Gemüse isst. Das gilt mit Einschränkungen sogar selbst für Hypertoniker. Auch hier konnte gezeigt werden, dass sich ein höherer Salzkonsum nur bei etwa jedem Dritten negativ auf den Blutdruck auswirkte.

Für Menschen, die allerdings auf Salz mit Blutdruckerhöhung reagieren, können selbst geringe Mengen oberhalb der empfohlenen Tagesdosis gefährlich werden. Problematisch kann dann sogar der Genuss von Mineralwasser sein, sofern dieses eine hohe Menge an Natrium enthält. Hier liegt das Kochsalz in gelöster Form vor, als Natrium in Verbindung mit Chlor.

Das soll aber nicht heißen, dass man Wasser vermeiden sollte. Im Gegenteil. Wasser ist unser wichtigstes Lebenselixier: Wer genug natriumarmes Wasser ohne Kohlensäure trinkt, kann seinen Blutdruck senken, Übergewicht vorbeugen und den Stoffwechsel aktivieren.

Die Realität sieht aber leider anders aus. Jeder Zweite trinkt zu wenig, gerade im stressigen Alltag. Auch ältere Menschen vergessen häufig, ausreichend zu trinken. So schaffen noch nicht einmal die Hälfte aller Deutschen die empfohlene Mindestmenge von 1,5 Litern pro Tag. Jeder Fünfte kommt sogar täglich auf kaum mehr als einen Liter. Bei sportlicher Betätigung oder warmen Temperaturen darf es hingegen auch schon mal die doppelte Menge sein.

Auch Fisch liefert nicht selten große Mengen an Salz. Der beliebte Räucherlachs bringt es etwa auf gut drei Gramm Salz pro 100 Gramm Fisch. Allerdings kann er durch seine Omega-3-Fettsäuren auch den Blutdruck senken.

Knoblauch und Zwiebeln gelten ebenfalls als effektive Blutdrucksenker und sollten auf dem Speiseplan stehen.

Gleiches gilt für Bienenhonig. Hier bewirken verschiedene Enzyme und Vitamine eine Senkung des Blutdrucks. Und beim Apfelessig sorgt das Kalium für ein Ausschleusen von zu viel Natrium.

Vergleichbar mit Bewegung bewirkt auch bereits eine geringe Ernährungsumstellung enorm viel für Bluthochdruckpatienten. Eine ausgewogene Ernährung hat in etwa die gleichen Auswirkungen wie Medikamente. So haben Forscher der Harvard University in den USA herausgefunden, dass durch die Reduktion des Fettanteils um sieben Prozent und die Verdoppelung der Obst- und Gemüseanteile erhöhte Blutdruckwerte nach nur zwei Monaten um bis zu 30 mmHg im oberen

Wert sinken können. Vorausgesetzt, man isst täglich mindestens 400 Gramm Obst und Gemüse.

Auch der tägliche Verzehr fettarmer Milchprodukte konnte in einer Studie der Harvard School of Public Health in Boston das Bluthochdruckrisiko deutlich senken. Die Forscher vermuten, dass hierbei das in der Milch enthaltene Kalzium Blutgefäße entlasten könnte.

Mit Smoothies gegen Bluthochdruck

Als wirksame Hausmittel gegen Bluthochdruck haben sich frisch gepresste Gemüsesäfte erwiesen. Vor allem Säfte oder Smoothies aus Blattgemüsen, Roter Bete und Granatapfel sind besonders wirksam gegen Bluthochdruck. Insbesondere die hohen Nitratgehalte in Roter Bete, aber auch in Rot-, Spitz-, Weiß- und Wirsingkohl, Spinat oder Pak Choi und Fenchel machen sie zu effektiven Blutdrucksenkern.

Am Beispiel des Nitrats lässt sich übrigens gut belegen, dass Wissensstände sich im Laufe der Zeit verändern können. Galt früher Nitrat in der Nahrung als bedenklich, so weiß man heute, dass dieses im Körper zu Stickstoffmonoxid (NO) abgebaut wird. Und eben diese Substanz wirkt nicht nur entzündungshemmend, sondern entspannt auch die Gefäßwände, was wiederum zur Blutdrucksenkung beiträgt.

In der Praxis sieht das so aus, dass alleine durch ein großes Glas Rote-Bete-Saft täglich der systolische Blutdruck um bis zu 15 mmHg gesenkt werden kann und auch viele Stunden danach nicht wieder ansteigt.

Ähnliche Effekte konnten auch bei anderen Säften festgestellt werden. Frische Smoothies aus Blattgemüsen und Granatapfel, aber auch Karottensaft haben ebenfalls ein hohes Senkungspotenzial. Ein halber Liter davon mit einem Spritzer hochwertigem Pflanzenöl konnte in Studien ebenfalls den systolischen Blutdruck um bis zu 12 mmHg senken.

Blutdruck senken mit Tee

Eine besonders einfache und meist nebenwirkungsarme alternative Methode zur Blutdrucksenkung ist die Verwendung bestimmter Tees.

Grünteesorten aber auch schwarzem Tee wird eine blutdrucksenkende Wirkung zugeschrieben. Allerdings gibt es immer wieder wissenschaftliche Zweifel an der Haltbarkeit dieser These. Es wird vermutet, dass bei grünem Tee für die blutdrucksenkende Wirkung die darin enthaltene Gamma-Amino-Buttersäure (GABA) verantwortlich ist. Ob es sich tatsächlich so verhält oder ob GABA nur als neues Wundermittel von Marketing-Experten für Tee entdeckt wurde, vermag ich nicht zu sagen. Auf jeden Fall wird bisweilen dem Gaba-Tee bzw. Gabaron besondere Wirksamkeit zugeschrieben. Der Tee wird mit Stickstoff behandelt, wodurch sich vermehrt die Gamma-Amino-Buttersäure bildet. In der Tat ist GABA bekannt als der wichtigste inhibitorische (hemmende) Neurotransmitter im zentralen Nervensystem (ZNS).

Neben GABA-Tees werden aber auch anderen japanischen Teesorten wie z.B. Sencha ein positiver Effekt auf den Blutdruck zugeschrieben bzw. sollen diesen nachhaltig senken.

Das Gleiche gilt für schwarzen Tee. Hier konnten sogar moderate Blutdrucksenkungen in wissenschaftlichen Studien bestätigt werden. Die Forscher vermuten, dass die im schwarzen Tee enthaltenen Flavonoide die Gefäße erweitern.

Allerdings gibt es auch hier die Befürchtung, dass das im Tee enthaltene Tein – genau wie Koffein im Kaffee – den Blutdruck ansteigen lässt.

Wer auf aufputschende Inhaltsstoffe lieber verzichten möchte, greift besser auf „unechte" Tees zurück. Darunter versteht man Früchte- und Kräutermischungen, die zwar wie Tee zubereitet werden, aber nicht auf Grundlage von Teepflanzen hergestellt werden.

Tee aus den getrockneten Blütenblättern des Hibiskus beispielsweise konnte ein Blutdruck senkendes Potenzial von sieben mmHg sogar in Studien beweisen. Damit ist roter Hibiskus-Tee sogar noch wirksamer als Grün- oder Schwarztee ohne dessen aufputschende Wirkung.

Aber auch Pfefferminztee und anderen Tees z.B. aus Weißdorn, Ginseng, Kamillenblüten oder Johanniskraut werden Wirkungen zugeschrieben. Die meisten sind frei verkäuflich, einige gibt es sogar im Supermarkt um die Ecke zu kaufen. Andere wie z.B. Misteltee erhält man wiederum nur in der Apotheke, wo man sich ggf. auch über andere Hausmittel wie Baldrian oder Schwarzkümmelöl beraten lassen kann. Auch über Risiken und Nebenwirkungen, denn natürlich heißt nicht immer ungefährlich. Im Gegenteil sorgen manche Kräuter für Nebenwirkungen, die Medikamente in ihrer Wirkung einschränken und so den Erfolg einer Behandlung erschweren können.

Andere wiederum wirken überhaupt nicht gegen Bluthochdruck, haben aber deutliche Nebenwirkungen im Portemonnaie.

Mit Probiotika den Blutdruck senken

In unserem Darm tummeln sich bis 100 Billionen Bakterien. Doch dabei handelt es sich nicht etwa um ansteckende oder krankmachende Keime. Es sind vielmehr wertvolle Helfer, die für unsere Gesundheit unerlässlich sind. Sie entscheiden nicht nur über dick oder dünn, krank oder gesund. Ohne diese Mikroben könnte der Mensch nicht existieren.

Darmbakterien werden auch als Darmflora oder Mikrobiom bezeichnet. Die Gesamtheit aller Bakterien lässt sich ganz grob in verschiedene Kategorien unterteilen oder noch einfacher in krankmachende und gesundheitsfördernde Bakterien, die so genannten Probiotika.

Es ist nicht übertrieben, wenn man in diesen den Schlüssel zu Heilung oder Vermeidung von nahezu allen Krankheiten sieht. Kommt es zu einer Dysbalance zwischen schlechten und guten Bakterien im Darm, werden wir früher oder später krank. Denn die Darmflora hat eine entscheidende Bedeutung im körpereigenen Immunsystem. Eine gesunde Darmflora schützt den Organismus vor krankmachenden Bakterien und Pilzen. Darüber hinaus können Probiotika vor Allergien, Asthma, Hauterkrankungen und sogar Krebs schützen.

In einem gesunden Darm herrscht Vielfalt. Die Untersuchung der Darmflora bei indigenen Volksstämmen hat ergeben, dass sich bei diesen zwar nicht mehr Bakterien im Darm ansiedeln, die Anzahl der verschiedenen Arten jedoch die von Menschen in westlichen Industrienationen um das drei- bis vierfache übersteigt.

Diese Vielfalt bei probiotischen Darmbakterien ist auch verantwortlich dafür, dass bei indigenen Volksstämmen Zivilisationskrankheiten nahezu unbekannt sind. Sie leiden nicht unter Übergewicht, Altersdiabetes oder Bluthochdruck. Auch sterben sie sehr selten an Krebs.

Es ist also anzunehmen, dass Probiotika auch in der Lage sein könnten, hohen Blutdruck zu senken. Und so ist es in der Tat. Zu diesem Ergebnis kommen gleich viele verschiedene wissenschaftliche Studien, die den Einfluss von gesunden Darmbakterien auf den Blutdruck untersucht haben.

Eine direkte, unmittelbare Wirksamkeit konnte allerdings nicht festgestellt werden. Es ist vielmehr so, dass der positive Effekt von Probiotika auf den Blutdruck eine „Nebenwirkung" ist. Probiotika können die Cholesterinwerte und den Blutzuckerspiegel senken und helfen beim Abnehmen bis zum Normalgewicht. Über diese gesundheitsfördernden Eigenschaften wirken sie indirekt eben auch auf den Blutdruck. Sie können aber nicht nur einem zu hohen Blutdruck vorbeugen, sondern auch bereits vorhandenen Bluthochdruck wieder normalisieren.

Leider ist es nicht ganz so einfach, über die Nahrung ausreichend Probiotika zu sich zu nehmen, um so eine gesunde Darmflora aufzubauen. Zwar gibt es etliche „probiotische" Joghurts zu kaufen. Manche davon verfügen über exotisch klingende lebende Keime, deren Klang allein schon ein Gefühl von Gesundheit auslöst.

Doch die meisten lebenden probiotischen Kulturen – ob nun im Joghurt, Sauerkraut oder Brottrunk – erleiden das gleiche Schicksal. Über den Mund aufgenommen, sterben sie durch die Salzsäure im Magen.

Es ist also gar nicht so einfach, lebende Keime in den Darm zu bekommen, um sie dort zu vermehren und krankmachende Keime zu verdrängen.

Doch es gibt Möglichkeiten. Zum einen können hochwertige Nahrungsergänzungsmittel mit vermehrungsfähigen Probiotika-Kulturen (sogenannte koloniebildende Einheiten) in magensaftresistenten Kapseln eingenommen werden. Das ist ganz besonders wichtig, um eine gestörte oder zum Beispiel durch Antibiotika-Behandlung beeinträchtigte Darmflora wiederaufzubauen.

Zum anderen kann man eine Darmflora indirekt durch sogenannte Präbiotika aufbauen. Dabei handelt es sich vereinfacht ausgedrückt um bestimmte Nährstoffe, die die guten Darmbakterien lieben, wir aber leider oft viel zu wenig zu uns nehmen.

Erhöhen wir diesen Anteil, schaffen wir langfristig ideale Bedingungen für eine gesunde Darmflora, die uns nahezu vor allem schützen kann. Oder uns heilen. Auch bei Bluthochdruck.

Mit Ballaststoffen gegen Bluthochdruck

Im vorherigen Kapitel haben wir erfahren, dass gesunde Darmbakterien, sogenannte Probiotika, eine gesunde Darmflora gewährleisten. Sie unterstützen nicht nur unser Immunsystem und verbessern die Verdauung. Sie verdrängen auch krankmachende Bakterien.

Zu den nützlichen probiotischen Bakterien zählen unter anderem Bifidobakterien, wie sie in Joghurt und fermentiertem Gemüse vorkommen. Um die Darmflora mit gesundheitsförderlichen Probiotika zu besiedeln, können entsprechende Präparate eingenommen werden.

Eine optimale Ansiedlung und Vermehrung geschieht aber nur, wenn sie dort auch ideale Bedingungen vorfinden. Ist das nicht der Fall, bringen auch hohe Dosen an koloniebildenden Einheiten nicht den gewünschten Erfolg. Um gesundheitsförderliche Probiotika anzusiedeln, ist es also unerlässlich, Bedingungen im Darm zu schaffen, unter denen sie sich vermehren können. Nur mit ausreichend Probiotika im Darm haben letztlich krankmachende Bakterienstämme wie Clostridien sowie schädliche Viren kaum Chancen, sich auszubreiten.

Um die guten Keime zu vermehren, kommen die sogenannten Präbiotika ins Spiel. Darunter versteht man bestimmte langkettige Kohlenhydrate, die vom Körper nicht verstoffwechselt werden können und deswegen auch als Ballaststoffe bezeichnet werden.

Die Bezeichnung Ballaststoffe ist allerdings irreführend. Sie sind nicht etwa unnützer Ballast für den Körper. Ganz im Gegenteil. Weil sie vom Körper nicht verstoffwechselt werden können, haben sie zwar keine Kalorien und keinen Nährwert. Die nützlichen Probiotika aber lieben sie. Nur wenn ausreichend Ballaststoffe im Darm vorhanden sind, können sich diese nützlichen Keime ansiedeln und vermehren.

Es gibt wasserunlösliche Ballaststoffe, die das Stuhlvolumen erhöhen und dadurch die Verdauung verbessern und Verstopfungen vermeiden.

Mindestens ebenso nützlich sind aber die wasserlöslichen Ballaststoffe, die Nahrung für die nützlichen Probiotika liefern und ohne die sie nicht existieren können. Zu den löslichen Ballaststoffen zählen Zuckermoleküle wie Inulin oder Oligofruktose, aber auch Beta-Glukane oder Pektin. Erstere kommen zum Beispiel viel in Topinambur und Chicorée vor, während Beta-Glukane und Pektin in Hafer bzw. Obst enthalten sind. Doch auch in vielen anderen pflanzlichen Nahrungsmitteln wie Gemüse, Hülsenfrüchten und Vollkornprodukten kommen reichlich Ballaststoffe vor.

Sie senken das Risiko für viele ernährungsbedingte Krankheiten. Dazu zählen zum Beispiel Bluthochdruck, Übergewicht, koronare Herzkrankheit und Diabetes Typ2, der sogenannte Altersdiabetes.

Die Deutsche Gesellschaft für Ernährung (DGE) empfiehlt eine Aufnahme von mindestens 30 Gramm Ballaststoffen täglich. Die meisten Deutschen nehmen jedoch deutlich weniger davon zu sich. Viele bringen es nur auf acht bis zehn Gramm, die meisten sogar auf noch weniger.

Um eine tägliche Aufnahme von mindestens 30 Gramm zu erreichen, sollten neben reichlich Vollkornprodukten auch fünf Portionen Obst und Gemüse auf dem Speiseplan stehen – gern mehr Gemüse als Obst.

Allerdings kann man Präbiotika wie Inulin und Oligofruktose auch in isolierter Form kaufen, um die tägliche Ballaststoffmenge zu erhöhen. Inulin beispielsweise macht sich ganz hervorragend in Getränken, Joghurt, aber auch beim Backen und sogar bei der Speiseeisherstellung. Mehr und mehr werden aber auch Lebensmittel mit Inulin und Oligofruktose angereichert, um sie ballaststoffreicher zu machen.

Noch besser ist, auf natürliche Quellen zurückzugreifen. Das kann durchaus eine geschmackliche Erlebnisreise sein. Denn die wenigsten Menschen wissen heute noch, wie gut Chicorée, Topinambur, Schwarzwurzeln und Artischocken schmecken.

Wer nicht so experimentierfreudig ist, kann sich auch über weniger „exotisches" Obst und Gemüse ausreichend mit Ballaststoffen versorgen. Von Äpfeln, Bananen, Birnen bis zu Zichorienwurzeln und Zucchini gibt es hervorragende Ballaststofflieferanten von A bis Z.

Wer die genauen Mengen erfahren will, kann gern einmal eine der zahlreichen Ernährungstabellen im Internet auf die Ballaststoffgehalte von verschiedenen Lebensmitteln hin durchforsten.

So können geschmackliche Vorlieben schnell mit einer ballaststoffreichen Ernährung kombiniert werden.

Doch auch hier gilt, dass viel nicht immer viel hilft. Gerade Einsteiger sollten eher vorsichtig ihre tägliche Dosis Ballaststoffe erhöhen und nicht gleich auf die empfohlenen 30 Gramm oder mehr abzielen. Präbiotika können nämlich in höheren Dosen gerade bei Einsteigern schnell Blähungen und Durchfall auslösen.

Vegane Ernährung gegen Bluthochdruck?

Wenn gesundheitsförderliche Darm-Bakterien, die so genannten Probiotika, präbiotische Ballaststoffe zur Vermehrung brauchen, sollte eine vegetarische Ernährung gesundheitliche Vorteile bringen.

In der Tat sind vegetarisch und vegan lebende Menschen deutlich seltener von Bluthochdruck betroffen als andere. In einigen wissenschaftlichen Studien konnte gezeigt werden, dass Vegetarier und vor allem Veganer deutlich niedrigere Blutdruckwerte aufweisen als Fleischesser.

Ob sich eine vegetarische oder vegane Ernährung allerdings direkt auf den Blutdruck auswirkt, konnte nicht genau geklärt werden. Wissenschaftler vermuten vielmehr, dass die wichtigste Ursache in dem meist deutlich geringeren durchschnittlichen Körpergewicht bei Vegetariern und Veganern liegen könnte.

Nichtsdestotrotz kann Übergewicht besser vermieden bzw. Normalgewicht einfacher gehalten werden mit einem gesunden Lebensstil. Dazu zählen viel Bewegung und eine ausgewogene Ernährung. So konnte eine weitere Studie zeigen, dass vegane Ernährung sogar Bluthochdruck heilen konnte. Nach nur einem Jahr streng veganer Ernährung waren mehr als 80 Prozent der Probanden beschwerdefrei und konnten sogar ihre Blutdruck senkenden Medikamente absetzen.

Doch auch nur wenige Wochen können viel bewirken.

Ernähren sich Fleischesser mit erhöhtem Blutdruck mehrere Wochen lang vegetarisch oder vegan, lässt sich eine Verminderung des systolischen Blutdrucks um bis zu sechs mmHg beobachten.

Dabei beeinflusst vegetarische bzw. vegane Ernährung den Blutdruck gleich in mehrfacher Hinsicht. Eine hauptsächlich pflanzlich basierte Ernährung ist ballaststoffreich und fettarm, was sich positiv auf die Darmflora und das Gewicht auswirkt.

Darüber hinaus ist eine vegane oder vegetarische Ernährung zumeist auch deutlich abwechslungsreicher, salzärmer und kaliumreicher, was wiederum den Blutdruck senkt.

Mit Vitamin D gegen Bluthochdruck

Bislang haben wir verschiedene Maßnahmen kennengelernt, die einen zu hohen Blutdruck senken oder normalisieren können.

Verhaltensänderungen können mehr oder weniger effektiv sein. Viel Bewegung oder noch besser 10.000 Schritte täglich oder mehr haben ein großes Potenzial zur Normalisierung des Blutdrucks. Gleiches gilt für eine Ernährungsumstellung hin zu einer ausgewogenen, vorwiegend vegetarischen oder veganen Ernährung mit vielen Prä- und Probiotika für eine gesunde Darmflora. Aber auch einzelne Lebensmittel wie Rote Bete oder ihr Saft haben ein hohes Potenzial.

Wunder bei der Blutdrucksenkung dürfen wir uns von Hausmitteln allein aber nicht versprechen.

Als wahres „Wundermittel" nicht nur im Kampf gegen Bluthochdruck könnte sich jedoch Vitamin D herausstellen. Und das Beste: Um den Blutdruck effektiv zu senken, muss man hierfür nicht etwa in die Apotheke oder in den Supermarkt. Dieses Wundermittel bekommt man völlig kostenlos im Sommer bei der Gartenarbeit, Spaziergängen im Freien oder sogar beim Ausruhen auf der Gartenliege.

Vitamin D ist das einzige Vitamin, das unser Körper bei ausreichend Sonnenlicht selbst bilden kann. Wird die unbedeckte und nicht durch Cremes mit Lichtschutzfaktor (!) behandelte Haut UVB-Strahlen ausgesetzt, bildet sich Vitamin D.

Ein Mangel an diesem Vitamin lässt hingegen den Blutdruck ansteigen.

Die positive und zum Teil beachtliche Wirkung von Vitamin D auf den Blutdruck ist wissenschaftlich bewiesen. In verschiedenen Studien mit Bluthochdruckpatienten konnte gezeigt werden, dass 3.000 iE Vitamin D täglich den systolischen Blutdruck um fast 10 mmHg senken konnten. Zudem konnte mit einer Erhöhung des Vitamin-D-Spiegels die Flexibilität und Elastizität der Blutgefäße bei Menschen mit niedrigem Vitamin-D-Spiegel durch entsprechende Gabe deutlich verbessert werden, was sich wiederum blutdrucksenkend auswirkte. Das liegt vermutlich hauptsächlich in der Fähigkeit des Vitamin D, spezielle Botenstoffe zu hemmen, die eine gefäßverengende Wirkung haben.

Vitamin D wird durch Vitamin K und Calcium kongenial ergänzt. Zudem kann Vitamin K sehr einfach in ausreichender Menge durch die Nahrung aufgenommen werden. Schon 200 bis 300 Gramm Spinat oder Grünkohl oder 50 Gramm Petersilie wöchentlich decken den Bedarf an Vitamin K.

Die deutlich Blutdruck senkende Wirkung von Vitamin D darf allerdings nicht als Freibrief für ausgiebiges Sonnenbaden verstanden werden. Natürlich bleiben alle gesundheitsschädigenden Warnungen vor zu intensiver Sonneneinstrahlung weiterhin bestehen.

Allerdings ist die Vitamin-D-Produktion unserer Haut ohnehin nach oben gedeckelt. Nach etwa einer halben

Stunde in der Sonne wird die Produktion „abgeschaltet". Vorausgesetzt, die Sonne ist intensiv genug dazu.

So reicht leider die Sonneneinstrahlung in Deutschland nur etwa von April bis Ende September oder Oktober dafür aus. In den „dunklen" Monaten hingegen ist die körpereigene Produktion von Vitamin D nicht ausreichend. Gleiches gilt natürlich, wenn die Haut durch Kleidung großflächig bedeckt oder durch Sonnencremes mit Lichtschutzfaktor geschützt wird.

Um den Vitamin-D-Mangel auszugleichen, sollte spätestens in den Wintermonaten dann auch an eine Substitution durch entsprechende Präparate gedacht werden. Denn nennenswerte Mengen an Vitamin D finden sich bis auf wenige Ausnahmen nicht in Nahrungsmitteln. Lediglich frische und mit den Lamellen nach oben in der Sonne getrocknete Pilze können durch diesen Prozess mit Vitamin D angereichert werden. Für die meisten wäre diese Art der Vitamin-D-Produktion aber wohl eher zu aufwendig. Darüber hinaus schwankt auch der Gehalt an Vitamin D stark.

Deutlich einfacher ist da schon die Einnahme von Vitamin-D-Präparaten. Allerdings sollte man jetzt nicht wahllos einfach Tabletten einnehmen, ohne zu wissen, ob es überhaupt nötig ist und in welcher Dosierung ggf. ergänzt werden sollte.

Darüber hinaus ist Vitamin D fettlöslich, kann also bei Überdosierung im Fettgewebe angereichert werden, was zu einer Vergiftung führen kann.

Zwar lässt sich der Vitamin-D-Spiegel auch durch Test-Kits für etwa 30 Euro bestimmen. Hierfür wird dann ein Tropfen Blut entnommen und in ein Labor zur Bestimmung eingeschickt.

Besser und schneller aber geht das beim Arzt. Dieser arbeitet ebenfalls mit entsprechenden Laboren zusammen, die die Ergebnisse meist schneller und billiger ermitteln können.

Die Messung wird allerdings (noch) nicht von den Kassen übernommen. Angesichts der Tatsache, dass die Deutschen höchstwahrscheinlich unter einem dramatischen Vitamin-D-Mangel leiden, der schnell behoben werden könnte, ein kaum verzeihlicher Fauxpas. Erst recht, wenn durch den Tausendsassa Vitamin D noch weitere Krankheiten und Beschwerden geheilt werden könnten.

So lautet also meine Empfehlung: Denken Sie bei Bluthochdruck auch an einen eventuellen Vitamin-D-Mangel. Scheuen Sie nicht die paar Euro zusätzliche Kosten und lassen Sie Ihren Vitamin-D-Blutspiegel testen.

Stress vermeiden

Immer mehr Deutsche fühlen sich zunehmend gestresst. Die kaum zu bewältigende Arbeit, ständige Erreichbarkeit, aber auch (zu) hohe Ansprüche an sich selbst drücken dabei vor allem aufs Gemüt.

Bereits heute schon fühlt sich fast jeder Vierte häufig gestresst. Das ist das alarmierende Ergebnis einer aktuellen Stressstudie der Techniker Krankenkasse.

Ja, es scheint beinahe so, als ob Stress in der Arbeit oder zu Hause, ja sogar in der Freizeit normal ist. Vom Schüler über die berufstätige Mutter bis hin zum Topmanager – wer über freie Termine in seinem Kalender verfügt, hat keine Freunde, ist nicht wichtig oder hat irgendetwas falsch gemacht.

Das Kuriose daran: Die meisten Gestressten vermuten sogar richtigerweise, dass Stress zu echten seelischen Belastungen, zu ernsten psychischen und körperlichen Beschwerden, ja sogar zu lebensbedrohlichen Krankheiten führen kann. Die Notwendigkeit, diesen krankmachenden Stress zu beseitigen, wird allerdings oft nicht erkannt.

Auch bei Bluthochdruck liegen häufig psychische Ursachen zugrunde. Dabei ist Stress nicht gleich Stress. In gewissem Maße ist positiver Stress („Eustress") durchaus anregend und bewirkt eine höhere Leistungsfähigkeit.

Stress ist also zunächst einmal eine natürliche und durchaus wünschenswerte körperliche Reaktion, die den Organismus kurzfristig sehr leistungsfähig machen soll. Das ist evolutionsbiologisch erklärbar und auch sinnvoll.

Früher war es überlebenswichtig, dass der Mensch auf lebensgefährliche Situationen entsprechend reagieren konnte. Bei einer plötzlichen Begegnung mit einem blutrünstigen Säbelzahntiger musste unser Vorfahr blitzschnell reagieren: Flucht oder Kampf?

In Sekundenbruchteilen wurden dann Stresshormone ausgeschüttet, die kurzfristig zusätzliche Energie zur Verfügung stellten. Puls und Blutdruck stiegen, alle Sinne waren geschärft, die Atmung wurde schneller, die Muskeln spannten sich an.

Diese Fähigkeit auf derartige Stresssituationen zu reagieren, hat unser Körper auch heute noch nicht eingebüßt. Nur dass heute kein Mensch mehr von einem Säbelzahntiger bedroht wird.

Bei vielen heutigen Stress-Situationen im Job oder in der Familie müssen wir nur in den seltensten Fällen mit Kampf oder Flucht reagieren. Gleichwohl empfinden stressgeplagte Menschen immer mehr Situationen als reale „Bedrohungen", auf die mit der Ausschüttung von Stresshormonen reagiert wird. So gerät der Körper immer mehr in einen dauerhaften Alarmzustand.

Wird negativer Stress chronisch, sind die Folgen oft fatal. Auch in diesem Zusammenhang fungiert Bluthochdruck neben vielen anderen psychischen und körperlichen Symptomen oft als Indikator, dass etwas nicht stimmt.

Können organische Ursachen ausgeschlossen werden, ist es möglich, dass anhaltender negativer Stress („Distress") der alleinige Verursacher von Bluthochdruck ist.

Die verursachenden Auslöser für diese Art von Stress zu identifizieren, ist allerdings für Betroffene ohne professionelle Hilfe nicht immer leicht. Oft sind die Ursachen in der Arbeit zu finden. Manchmal ist aber der Auslöser für krankmachenden Stress auch im privaten Umfeld zu suchen. Das kann z.B. die Lautstärke bei offenen Fenstern in der Wohnung an der Stadtautobahn sein. Auch Elektrosmog kann zu einer gestörten Nachtruhe und so zu Anspannung, Stress und damit zu Bluthochdruck führen.

Neben Lärm und Elektrosmog sind aber auch Hektik, Verkehr und Anonymität der Großstadt ebenfalls Stressoren, die Menschen krankmachen können. So hat eine Studie aus Mannheim gezeigt, dass Großstädter empfindlicher auf Stress reagieren als Kleinstädter oder Landbewohner.

Ernsthaft psychisch erkranken kann, wer keine Balance findet und die innere Unruhe nicht mehr in den Griff bekommt. So liegt z.B. das Erkrankungsrisiko für Depressionen bei Großstädtern beim anderthalbfachen im Vergleich zu Landbewohnern.

Doch Stadtleben muss nicht stressig sein oder zwangsläufig krank machen. Ein vielfältiges Angebot, soziale Bindungen und Natur in der Stadt können auch vor Stress schützen.

Wichtig dabei ist, dass man ein Mindestmaß an Bewegung nicht vernachlässigt. Auch Yoga, Meditation und autogenes Training haben stressreduzierende und blutdrucksenkende Wirkung. Nicht selten sogar so hoch wie Beta-Blocker. So stellten Wissenschaftler nach einem nur viermonatigen täglichen Entspannungstraining von 15 Minuten eine größere Elastizität der Gefäße fest.

Auch verspannte Nackenmuskulatur kann einen Einfluss auf den Blutdruck haben. Zwar ist seit langem bekannt, dass der Blutdruck von Hypertonikern nach regelmäßigen Massageanwendungen sank, doch die Zusammenhänge waren nicht klar. Heute vermutet man, dass die Nackenmuskeln mit dem Hirnareal verbunden sind, wo sämtliche Herzfunktionen wie Blutdruck oder Atmung kontrolliert werden. Ist diese Muskulatur verspannt, kann es zu falschen Signalen kommen, die sich negativ auf den Blutdruck auswirken.

Ohnehin neigen nicht wenige Bluthochdruckpatienten dazu, sich zu verspannen und selbst unter Druck zu setzen, was wiederum zu permanentem Stress führt. Ihnen fehlt oft die Fähigkeit, sich zu entspannen. Erschwerend hinzu kommt, dass diese Menschen aufgrund ihrer hohen Erwartungshaltung dazu neigen, sich nicht nur über sich selbst, sondern auch über ihre Mitmenschen und alles Mögliche zu ärgern und diesen Ärger hinunterschlucken.

Ist das Gleichgewicht zwischen Anspannung und Entspannung aber dauerhaft gestört, kommt es zu Krankheiten.

Daher sollten Bluthochdruckpatienten auch immer daran denken, ggf. entsprechende Entspannungstechniken zu erlernen. Hierfür werden zahlreiche Kurse angeboten.

Als besonders effektiv haben sich z.B. autogenes Training oder progressive Muskelentspannung, aber auch Yoga herausgestellt. Doch auch ein schönes Buch, ruhige Musik oder ein nettes Gespräch mit dem Partner auf der Couch ist auf jeden Fall besser geeignet als die allabendliche Glotze. Interessanterweise beschränkt sich dieser beruhigende Entspannungs-Effekt nicht allein auf die Psyche, sondern wirkt auch auf den Körper und die Blutgefäße.

Was bringen welche Maßnahmen?

In den letzten Kapiteln habe ich Ihnen verschiedene Maßnahmen vorgestellt, die den Blutdruck senken können. Dabei wirken diese nicht immer gleichermaßen effektiv.

Bei stressgeplagten Hypertonikern kann manchmal schon eine Reduktion des Stresslevels die Ursache für Bluthochdruck beseitigen. Bei anderen hingegen bewirkt wie besprochen allein eine salzarme Ernährung viel — oder auch nichts.

Auch kann ein Mehr an Bewegung für ohnehin schon aktive Menschen eventuell nur eine geringere Blutdrucksenkung bewirken — sofern diese überhaupt unter Bluthochdruck leiden.

In jedem Fall sind ganzheitliche Maßnahmen gegen Bluthochdruck deutlich effektiver als nur einzelne Aspekte zu nutzen, die ins Leben passen.

So gefährlich Bluthochdruck auch ist, so bietet er doch zumindest einen wertvollen Indikator für die Gesundheit. Oft bringt es mehr, diesen als Chance zu begreifen und seinen Lebensstil umfassend und ganzheitlich zu überdenken, als nur ein paar kleine Dinge im Leben zu verändern.

Insofern spiegeln die in diesem Buch gemachten Angaben zur Blutdrucksenkung nicht immer die tatsächlich erreichbaren Werte zur Senkung wider. Sie zeigen vielmehr das Potenzial zur Blutdrucksenkung.

Gleichwohl helfen alle Maßnahmen deutlich auf dem Weg zu mehr Gesundheit und einem normalen Blutdruck.

Hier finden Sie eine Übersicht, welche Auswirkungen einzelne Maßnahmen auf den Blutdruck haben können.

Wer es schafft, alle erwähnten Maßnahmen umzusetzen, wird seinen Blutdruck schon bald im Griff haben, da viele Einzelmaßnahmen ohnehin ineinandergreifen.

Die Übersicht ist so zu lesen, dass – wie bei der Blutdruckmessung auch – die erstgenannte Zahl die mögliche Senkung des oberen (systolischen) Wertes angibt, der zweite Wert folglich den möglichen Wert zur Senkung des unteren (diastolischen) Blutdrucks. Dabei sind alle Werte in mmHg und Circa-Angaben.

Gewichtsabnahme von 5 kg:	5 / 3,5
Gesunde Ernährung:	14 / 7
Kochsalzreduktion (5 g/Tag):	6 / 4
Alkoholkonsum senken (< 20 g/Tag):	4 / 3
10.000 Schritte am Tag:	15 / 8
Omega-3-Fettsäuren:	4 / 3
Vitamin D-Substitution (3.000 iE/Tag):	10 / 6
Stress vermeiden:	8 / 4

Schlusswort

Ich hoffe, das Buch konnte Ihnen helfen und wertvolle Informationen liefern, Bluthochdruck besser zu verstehen und zu behandeln.

Wenn es Ihnen gefallen hat, würde ich mich über eine positive Bewertung freuen. Gern können Sie mir aber auch mitteilen, was ich noch besser machen kann, bzw. worüber Sie noch mehr erfahren möchten.

Bei weitergehendem Interesse besuchen Sie auch meine Website unter http://www.abvierzig.de. Hier finden Sie weitere Informationen und interessante Bücher zu verschiedenen Krankheiten und deren Behandlung.

Selbstverständlich können Sie mir hier auch gern Fragen stellen. Soweit ich diese beantworten oder weiterhelfen kann, werde ich das gern tun.

Haftungsausschluss

Dieses Buch enthält allgemeine Informationen und Tipps. Es darf nicht zur Selbstdiagnose oder Selbstbehandlung eingesetzt werden. Die hier getroffenen Aussagen und Empfehlungen beinhalten kein Heilversprechen. Sie spiegeln lediglich meine persönlichen Ansichten und Erfahrungen wider. Für die in diesem Buch erwähnten medizinischen und therapeutischen Maßnahmen übernehme ich keine Haftung. Alle Maßnahmen zur Behandlung und Therapie sollten immer zuerst mit einem Arzt abgeklärt werden.